Matrix Energetics

the science and art of transformation

本體能量
兩指療法

療癒，
就是量子的瞬間轉換！

理查・巴列特 *Richard Bartlett, D.C., N.D.* 著

劉永毅 譯

目錄

▌Part 1　原理篇

Part 2 實踐篇

首先，你要在你自己或是其他人的身上找到
感覺釘住、固定，或堅硬的關注區塊。
保持一隻手在你找到的第一個點上，用另一隻手去感受，
直到你找到使第一點感覺釘得更緊的第二個點。

另一個使用本體能量療法的方式，
就是應用符號，你只要把心裡第一浮現的圖像拿來作用即可。
如兔寶寶、超人，或任何天外飛來跳進腦海中的圖像。

手裡維持著一組兩點，同時結合我的積極想像去時光旅行，
我開始倒數，而當我在精神上達到了三歲時，
她的脊椎就在我的手指下迅速變化。

幾秒鐘就會得到深刻的回應，
而非幾小時，真是很棒的事情！

令客戶大為驚奇的是，為期九個月之久的脖子問題，
經由時光旅行，在一秒鐘內就消失了。

不管任何人都可以學習本體能量觸療學，
而且事實上，所有的人都可以精通與掌握。

由簡單愉快的兩指遊戲，
探索深邃的本體能量世界！

「觸療」在自然醫學中是非常普遍而層次甚多的療法，從最基本的推拿、按摩到穴位施壓（Acupressure）以及最近愈來愈普遍的「精油穴道按摩」(芳香療法)都廣為民間所知，也普遍地被採用著。但是從未有能「簡」且「易」到只用兩根手指頭定位在身體的兩點，有時其中的一點還會定在體外的空間。因此，橡實文化在二〇〇八年出版了《量子觸療好簡單》介紹這個療法之後，就得到了讀者及業界的熱烈反應。本人當時為《量子觸療好簡單》所寫的推薦序重點是：作者理查‧葛登在總共十五章的全書中，用了整整一個章節的篇幅來介紹了這個療法真正的原理，即當下深奧的「量子力學」，這也奠定了「觸療法」的科學根據。

《本體能量兩指療法》要出版了，我翻翻初稿，驚喜地發現：本書的十一個章節中，第三、四章都在細說近代物理學如何由課本上的「古典物理學」演發出來。作者列舉了古典物理學形成的經過，從笛卡爾哲學思想發展成近代科學的邏輯，接著伽利略、牛頓的學說獨霸了物理界很多年，直到愛因斯坦的相對論，在實體的觀察之外加上了想像力，終於導致了以後的物理學者逐漸發表了波動力學、量子電動力學、粒子物理學等。

最難得的是，作者並沒有刻板地編纂現代物理學教科書，而是敘述他遭遇到治療疑難雜症的困難時所應用到的兩指觸療法，根據這些理論，讀者可以在想要解決日常生活的自身病痛時應用這個療法，同時也能跟著本書洞悉這些深邃的大道理。他談笑風生的筆觸，可以使讀者如臨其境

地融入這些原理中，除此之外，本書描述的每一個學習步驟及學者和學生的心得與討論都相當實用。

最難能可貴的是，這本書的原文推薦序是由當代最能詮釋「人類意識層—物理性」的老前輩，也就是物理學家威廉・提勒博士所寫的，他也是史丹佛大學材料工程研究所的終身榮譽博士。在他的序言中將「兩指療法」，也就是「本體能量療法」做了詳盡的物理學解說。他最後的推薦話，也正是我想要說的：「我推薦這本書，希望這能成為每個人的重要讀物！」

崔玖醫師

崔玖醫師簡歷
・國際醫學科學研究基金會董事長
・新圓山診所負責人

伸出兩指，
重新連結生命本體的強大能量！

一口氣讀完本書，令我倒吸了好幾口氣——這絕對不是一本介紹養生保健療法，或推銷特殊技術的「一般」坊間書籍！

作者所引入的醫學哲學觀點及對生命組成的洞見，足以轉化瀕臨末路窮途的唯物醫學，並回歸為一門充滿聖靈、唯美簡約的生命藝術。

身為整合醫學的先鋒部隊，而且鑽研過各類身心靈療法的我，從未見過一本書能將深邃的量子物理和如虛似幻的心靈向度，連同即刻收效的法則，如此成功地瞬間合體，成相為一，並印證真空妙有的宇宙實相。

作者的創見與無私的分享，相信細心的讀者皆能察覺：執著妄想所成就的肉體物質，以及錯亂失序所衍生的身心疾病，原來在融入宇宙本體能量的當下，會顯得如此膚淺又不堪一擊。區區兩根手指所構築出的力場，彷若神話中的袖裡乾坤，能讓眾生執取的苦痛，一如閃電般地消融於無形。

祈願本書能帶領大眾，重拾久遠來早已失聯的生命本體，頓悟無所從來亦無所去的真實自性，並學會如何將問題歸還予天地和人間庸醫，取用源自於能量本體永不止息的愛與賜福。

張文韜醫師

張文韜醫師簡歷
· 正觀身心靈整合醫學診所院長
· 美國環宇大學東西方能量醫學研究所教授

| 推薦序3 |

傳統醫學的及時雨，
回歸生命本質的本體能量療法

相信大家一定能感覺到最近的許多自然異相，例如地震頻繁、氣候忽冷忽熱，四月中旬日本還下大雪。我在寫序的此刻，四月底的台北還來了攝氏十幾度的鋒面。不只如此，因為文明的發達，工作性質的轉變，使得發生在人類身上的怪問題也越來越多，且問題發生的年齡層也越來越低，我之所以用怪問題來形容，是因為許多的新病無法靠現代醫學治療，甚至無法用科學解釋。就像已經盛行二十幾年的癌症，至今雖然慢慢發展出疫苗或許多療法，但醫學仍無法杜絕癌細胞。十年前發生的SARS及最近發生的H1N1都是怪病，治癒率低且找不出元兇，很難對症下藥。因此我們也許需要一些超越傳統醫學規則的方式來對付這些怪病或異象。

每當我治療病人的時候，總是會聽到病患提出許多的疑問，像是為什麼身體不舒服，但求助醫師卻找不到解答，或是在做了許多檢查之後的結果都是正常時，身體卻仍然不舒服，甚至在用了許多藥物或開了刀之後，不但沒有解決原來的問題，而且還造成了很多副作用。可是這些病患在經過一些簡單的徒手治療並恢復身體正常的運作之後，根本不需要任何的藥物或開刀，而且都可以復原得很好。為什麼現今的醫學會發生這些現象呢？這是因為現今醫學在越來越重視科學的同時，只在乎眼見為憑，卻慢慢地忽略病患身體所發出的訊息，例如當身體受傷後，組織所顯現出來的變化，這些訊號不但可以當作診斷的依據，也可當成治療的目標。在目前台灣已經名列世界洗腎率前茅（濫用藥物）的同時，《本體能量兩指療法》一書所介紹的本體能量療法，可以說是一種醫學

的新思維，因為本書雖然使用一種我們看不見的方式，但卻可以觸摸且感受得到的一種能量，就像以前念物理學時提及的中子、原子等細小的粒子或是磁場等。作者用了許多說故事及比喻的方式，希望讓讀者更認識本體能量療法，也許這是一種很難體會與了解的觀念，但在作者的用心下，勢必會讓讀者在閱讀的過程中對此有更深層的認識，甚至應用於生活中。

朱俊榮醫師

朱俊榮醫師簡歷
・陽明物理治療所負責人
・內湖物理治療所負責人

擷取宇宙無限能量，
驅動肉體結構性轉變！

這是一本非常出色、卓越，並且能夠移風易俗的書，我在閱讀的過程中十分享受。它其實也可以取個如「現代薩滿之道」（The Way of a Modern-Day Shaman）或「轉化人類的建構式煉金術」（Structural Alchemy for Transforming Humans）之類的書名，完全不會損及其可信度。

理查・巴列特醫生是一名真正的奇蹟男子。在《本體能量兩指療法》❶ 一書中，他掌握並擁有了一個自然界的基本運作原則：不論是否出於有意識的選擇，我們都共同創造了我們個人的現實。在整體實相更高向度和更微細的領域中，生命一直努力維持巴列特醫生的活力及不可思議的能力，並讓他有幸擁有更高次序，顯化在他身上的天賦。他在此一時間來到地球家園的意義，彷彿是為了讓這些轉化人類的天賦具體成形，並且教導其他人，讓他們也可以照著去做。

從一開始，巴列特醫生就清楚描繪出那些遍訪群醫的人所存在的困境。這些人根據自身的症狀，自我診斷出不確定的健康問題，然後到處找醫生，希望能治好。然而，說明了身體和心理微妙糾結、互相影響的心理生理學原則（psycho-physiological principle）總是會影響當事人，模糊了各種症狀間的界線，因此一個人到了最後，常常會將各種症狀混為一談，再也看不出它最純粹的樣貌。

巴列特醫生避開了一般的思路——即把客戶當成一套明確的「問題集」，而且這問題集有著明確的解答。相反地，他採用了量子力學上的象徵——一個有著各種可能解決辦法的虛擬之海；在那裡，你可以自由地使用你的

想像力，並挑選一個你喜歡的答案。他明白，即使一個象徵並非真如其所陳述般正確，你所想像的概念依然會產生有效的力量，在一個超出你預料、完全不同的實相層中驅動一個行動，為你的肉體帶來結構性的變化，因此身體現在似乎能夠恰當地運作，有時甚至是第一次。

「本體能量療法」（Matrix Energetics）一詞，源自於詹姆士‧奧薛曼（James Oschman）有關能量醫學的著作，而奧薛曼則是受到《本體與本體規則：全醫學理論準則》（*Matrix and Matrix Regulation: Basis for a Holistic Theory in Medicine*）作者艾弗瑞德‧皮斯欽格（Alfred Pischinger）的作品所啟發。在皮斯欽格與奧薛曼兩人的著作中，此一名詞只是針對正常的帶電原子／分子現實層而論。而另一方面，巴列特醫生卻認為，我們基本上是由光與訊息所構成，因此可被專注的意念所塑造。在此一命題下，本體能量療法是一個原型；開業醫生可以保持一個覺知的狀態，並且與客戶一起進入某種能量一致的狀態，為他們維持一個薩滿文化所稱的「神聖空間」，如此他們便可自由地讓身體狀態表現出不同的結果。

本體能量療法涉及許多科學細節，但只要能夠清楚地觀想希望達到的改變、信念夠堅強，以及該意念背後的情緒力量既專注又持久，並不一定非得去了解其中的基本事實。

但為了讀者著想，並擴展讀者對此一未來科學重要領域的理解，我很樂意提供我認為本體能量療法如何運作的看法。

正如圖一所顯示，我們可以將每個人類互動行為都想成是透過五個獨立可區分的單元而發生的。這裡的主要元素是「電磁規範對稱態」（Electromagnetic Gauge-Symmetry State）——互動事件在此發生——及「看不見的宇宙」（Unseen Universe）。任何與巴列特醫生有

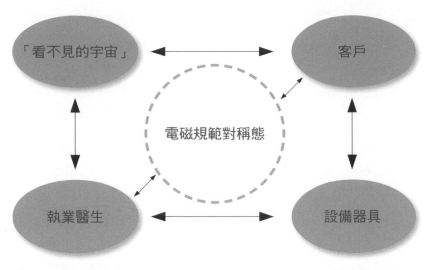

圖一

巴列特醫生的本體能量療法要如何運作，正如此圖所示：醫生與客戶的每個互動行為都透過圖中的五個元素而發生，其中，最主要的元素是「電磁規範對稱態」——即互動事件在此發生，以及「看不見的宇宙」。與巴列特醫生有過接觸經驗的人都知道，那「看不見」的能量透過他，經由電磁規範對稱態，強而有力地流入這個世界以及接受治療的客戶。

此種療法的基礎是建立在我們人體是由光和訊息所構成，可以被專注的意念所塑造。因此一個醫生可以保持在一種覺知的狀態，並且與客戶一起進入某種能量一致的狀態，清楚觀想希望達到的改變，意念夠強夠專注持久，如此他們便可自由地讓身體狀態表現出不同的結果。

過第一手接觸經驗的人都知道，那「看不見」的事物透過他，強而有力地流入這個世界。

我和同僚在精神能量科學（psychoenergetic science）上的研究，顯示了有另一個獨特的物質現實層存在，它可能會、也可能不會跟我們正常的帶電原子／分子實相層強力地耦合❷在一起（這個物質現實層是我們在意識層次都能覺察到的）。目前，只有我們的潛意識能察覺到這個新的磁

性訊息波實相層，它在組成我們原子與分子的基礎帶電粒子之間的真空能階中，以超光速運行。不管是有機或無機物，物質材料的特性大約可用下列的簡單公式描述：

$$Q(t) = Q_e(t) + \alpha \text{ eff}(t) \, Q_m(t)$$

在此，$Q(t)$是所關注對象的材料性質總量，$Q_e(t)$是來自帶電原子／分子層的貢獻，$Q_m(t)$是來自磁性訊息波層的貢獻，而 α eff則是這兩個物質實相之間的有效耦合係數，t是時間。

我們的研究顯示，當 α eff小到可以忽略不計時——如同在我們正常世界的狀態——傳統的材料物理即可適用。那麼，此一方程式中的第二項基本上就消失了，而且人的意念無法明顯地影響物質現實，這是因為只有傳統的馬克士威（J. C. Maxwell）電磁方程式適用。然而，由於一個充分的意識場在此空間出現， α eff值增加，於是這兩個物質現實層明顯耦合了，而該空間的電磁規範對稱態也升高了。這是一個單位體積的熱力學自由能較高的狀態，也就是說，在一個電磁規範對稱態較低的系統中（ α eff約等於零），它可以做任何形式的有效功。這也意味著，人的意念可以強力影響此一雙層空間的物理特性。

我們的研究同時也指出，人類的經絡／脈輪系統存在於這個較高的電磁規範對稱態中，如此一來，專注而持續的人類意念會經此系統傳導，在身體內外產生令人驚訝的轉化。

為了了解本體能量療法如何作用，下一步需要知道的是我有關「人是什麼構成」的假說。這可以想像成一個三區域的球狀構造物，如圖二。最外層的區域包括兩層的肉體生物緊身衣，當我們出生在這個由時間和空間構成的經驗實相時，即穿上了這件緊身衣，至死方得脫去，從此一經

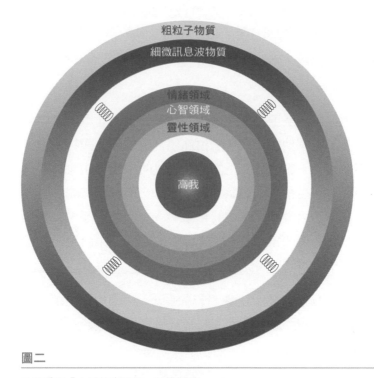

圖二

此圖說明「人是什麼構成」的模擬圖。

最外層──人格我：包裹兩層的肉體生物緊身衣。人們從出生到死亡，在時空的
　　　　　　　　　經驗實相下所穿戴的緊身衣。

中間層──靈魂我：由情緒、心智與內在靈性等所構成。

中央層──高我：或稱神我、本源我。

每一層都有許多不同種類的獨特能量，這許許多多能量的互相作用，都涉入到我
們生命系統的正常運作中，而這些不同類型的能量也都是我們生命系統運作矩陣
中的重要單項。這樣的認知也是本體能量療法的原理之一。

驗領域轉化。我把這個稱為「人格我」（Personality Self），其中最外層
是由帶電的原子／分子等粒子所組成，而內層則由磁性訊息波構成。

中間區域是「靈魂我」（Soul Self），是由情緒、心智與內心靈性等領
域的物質建構而成，這是最主要會演化的「我」。構成上述方程式中

α eff的物質，目前被認為是來自情緒領域層。

中央區域則被稱為「高我」（High Self）、「神我」（God Self）或「本源我」（Source Self）。

最外層的人格我涉及至少四種公認的基本作用力（重力、電磁力、強核力、弱核力），其他每一層可能也都包含同樣多的獨特能量，只是我們尚未發現。因此，許許多多不同種類能量的相互作用，都涉入生命系統的正當運作中。這些不同類型的能量，每一種都可被視為在代表這樣一個生命系統的巨大數學矩陣中的單項。「本體能量療法」這個名稱對這樣的系統是個有用的象徵——你想像得到的任何東西，最終都能在這個十維的模擬器中建立，請見圖三。

人的意念被認為是在靈性領域（十一維以上的架構）中創造的，並在這個模擬器的心智層中以特定的訊息模式出現。然後此一訊息模式從心智

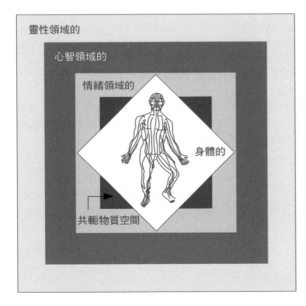

靈性領域的
心智領域的
情緒領域的
身體的
共軛物質空間

圖三

若依圖二的模擬圖來說，人的意念是在靈性領域中創造的，並在心智領域中以特定的訊息模式出現。然後此一訊息模式會從心智網路節點放射而出，活化了情緒領域的質，進而在磁性訊息波領域銘刻一個訊息的共軛模式，即圖三中的共軛物質空間。

共軛物質空間是個頻率領域，在這裡，時空不再限制我們的感知能力，我們可以看到感知能力展現超強作用。這就是為何我們可以用一個意念創造出我們想要的任何東西或狀態，也是本體能量療法能發揮作用的前提。

網路節點放射而出，活化了情緒領域的質——這個質可以增加方程式中 α eff的值，並在磁性訊息波領域銘刻一個訊息的共軛模式（圖三中的共軛物質空間）。而這又反過來調整方程式中Qm的質，以便與原始意念一致。這就是為何該模擬器在觀念上被認為是從時空中（圖三的物質空間）的靈性領域創造了一個人想要的任何事物。

回到圖一，所有五個磁性訊息波的貢獻都是向量，所以在經由方程式顯現的最終結果中，每一向量的訊息都成對相互糾纏。因此，舉例來說，只要從與另一個人完全同相位的狀態中轉移，執業醫生對客戶的調諧度數（degree of tuning）可改變此一醫生／客戶項的強度，其值可從零到一個比最大值更大的值，或是到一個比最小值還小的值。當然，為了讓事情更複雜，也必須考慮到圖二所示、構成一個完整的人那三個「我」之間的諧調。

巴列特醫生的療法看起來似乎純屬魔法，事實上，那是根據他對現實的理論架構，以一種正當方式合理地操縱能量與訊息，而這明顯超出了我們目前的思維。即使沒有這樣的理論模型，巴列特醫生也是一個非常好的管道，讓那些看不見的（能量）可以進入這世界；如此一來，他和客戶在整體實相的不同向度中共同製造了必要的能量場，客戶也重新獲得和諧與平衡。而他和客戶能做到的事情，別人也可以。

作為一個物種，我們正有知覺地脫離獨尊時空覺知的狀態，進入頻率領域（共軛物質空間）覺知。在後者的領域中，時間與距離對我們的感知能力不再是限制，你可以在《本體能量兩指療法》中看到它展現作用。我推薦這本書，希望它成為每個人的重要讀物！

——史丹佛大學名譽教授
威廉・提勒博士[3]

【注釋】

❶ 本書的原文書名為「Matrix Energetics」，英文Matrix的本意是子宮、母體、孕育生命的地方，但同時在數學名詞中，它是指「矩陣」。

❷ 耦合（couple）就是指兩個或兩個以上的實體相互依賴的程度。簡單地說，物件之間的耦合度就是物件之間的依賴性與相關程度。

❸ 威廉・提勒博士（Dr. William Tiller）是史丹佛大學材料機械與科學系名譽教授，曾在《我們到底知道多少？》（*What the Bleep Do We Know?*）影片中現身說法。他於一九九七年出版的《科學與人類的轉化》（*Science and Human Transformation*）一書中提出精細能量（subtle energy）的存在，而它與人類的意識有關連。

| 前言 |

改變看世界的態度，
生命從此不一樣！

人類社會的每一新世代，都受到當代科學的鼓舞。有些原理，我們或許無法完全了解，但我們憑直覺知道什麼是真實的，也因此重新塑造我們的思維，而當我們這麼做時，就能重新打造我們對這世界的體驗，以及我們所願意去做的事情。在伽利略（Galileo）的時代，地球是宇宙的中心（而非太陽）的思想幾乎害他丟了腦袋。按照當時情勢的發展，他必須保持沉默，並且被逼得在餘生中隱居度日。然而，他的發現卻改變了我們所有人對於世界的想像，以及我們和它的關係。不管我們是否了解科學，這種發現改變了我們。在許多的例子中，這些改變相當戲劇化。

今日影響我們的科學界偶像，在創新變革上並不輸給伽利略時代的科學家。事實上，他們甚至可能更具革命性，因為他們改變了我們看待這物質世界以及與其作用的方式。今日物理學的中心思想，以各種方式鼓舞並刺激我們的想像力，其中並不乏令人驚訝的事物。我們之中的大多數人無法如物理學家般充分掌握可以用來解釋這些新思維的高等數學，但這並不會減損科學對我們具創造力意識的影響。

量子物理的主要觀念教導我們，我們與我們的宇宙均為一體，而我們注定要和一個被稱為「零點能量場」（Zero Point Energy Field）❶的神祕能量連結在一起。零點能量是潛藏於宇宙每一點下的虛粒子（virtual particle）之海。如果我們將這些粒子冷卻下來，盡可能地接近絕對零度（-273.15℃），根據牛頓學說的推測，絕對零度那裡並無能量。但情況卻讓科學家大吃一驚，在此一零點依然有著大量的能量；有些科學家

就稱此能量為「上帝之心」（Mind of God）。對我來說，這聽起來很像是喬治·盧卡斯（George Lucas）《星際大戰》（Star Wars）電影中神祕的「原力」（Force）。著名的物理學家約翰·韋勒（John Wheeler）曾稱此能量為「一個饒富意味的軟體，天知道它在何處」。這樣的想法與發現，已經深刻地改變了我們對於人類本來面目的想法，以及我們對宇宙萬物的宏偉設計等重要性概念。

量子物理學並不是某種我會選擇去苦讀的東西，但是生命總有辦法改變你的生命歷程，並且將你視若珍寶的假設改頭換面。當我的妻子生產時，我正在脊椎按摩治療法學校就讀第一學期，在接下來的幾年中，我為了這孩子的許多健康難題憂煩不已，而他也在我尋求解決辦法（任何辦法都好）去治療他的探索過程中，變成我個人的老師與靈感繆思。他一出生就有嚴重的免疫系統不全（compromised immune systems）。在他生命的前三年，他的身體必須承擔慢性支氣管炎的痛苦，每六周就發展成為肺炎。

當傳統的醫學知識與另類療法都無法幫助他時，我下定決心讓自己接受挑戰。我明白無法在自己的醫學訓練中找到任何答案，於是踏上旅程，去學習任何醫學院所未教授的任何東西。我把學校的圖書館當做基地，飢渴貪婪地吸收我能找到的所有兼容並蓄（有的人會稱之為「怪誕」）的治療知識。尋找答案的旅程帶給我一個終生的習慣，就是提出不尋常的問題，然後追隨著帶領我的訊息去任何地方。在他生命中的第三年，我學會的某些東西立刻治好了我兒子。這個事件確立了我奇特且美好的旅程，進入神祕與神奇的國度：有幾分霍格華茲魔法與治療學校的味道❷。我選擇了這條人跡稀少的道路，並且從未回頭。

一九九六年，當我在自然療法醫學院就學時，另一件事情徹底改變了我生活的全部方向。你將會在第一章中讀到發生的事情，所以我不要在此

序言中放進任何破壞情節的內容。自從那件事後，我的生命從此不一樣了，而在讀完此書後，我打賭你的生活也必然有所不同！

我內心所發生的變化是如此激烈與徹底，以致多年後我依然為這些效果與衍生的後果而暈眩不已。我開始去教人我現在能夠做的事情，我需要一種通用的語言，可以輕易地將本體能量療法教給任何人學習。結果，量子物理學神祕而令人困惑的世界卻包含了通往此種語言的鑰匙。

當我開始應用量子科學的原理時，每件事情都一目了然，清清楚楚。我把握住一個基礎想法，即是在我們所身處的物質現實其實是由高能量的光子（已知的最小物質粒子）所組成。在本質上，我們只不過是由光與訊息組成的模式而已。當你真正地理解了這個概念時，就開啟了你與零點能量場互動的力量，並且讓你能夠利用「原力」的力量。當你開始用這個方式看待每件事情時，它可以深刻地改變你生命中的每一個面向。你將不會與生命的任何其他部分分離，反而以一種不能分割且合而為一精神而連結。

我既不是數學家，也不是物理學家，但是我曾被量子物理學的貢獻深深影響。我對那些原理的理解，寧可以「詩意的」與「具有想像力的」來形容，而非「科學的」，我並且衷心地贊成這樣的特性描述。就像那些生活在後伽利略世界的人們，他們必須改變他們對於天堂夥伴的看法，我和身邊的人，包括我的學生在內，也獲得深受量子原理所影響的改變。

現在，在生命的每一步中，我都在教授本體能量療法，並且已經教了數以千計的人，而它確實有效。構成本體能量療法基礎的思想，完全解開了潛藏於我們內在的力量，以每一種想得到的方法轉換我們的生活方式，而對現在正在讀本書的你們來說，這是唾手可得的。我所提供的這些思想與工具，並非單只為治療者所設；而是為每一個想要將他們的經

驗轉換成為某種獨特且有力量事物的人所提供。本體能量療法代表了一種全新的範例；其原理可以確實地改變你如何去觀看與體驗你的世界。但是不要只聽我的話，姑且讀我一個學生在參加了一次讓生命改觀的周末研討會後她為自己做的事，然後，你再為你自己下決定。

我在《科學新聞報》（Science News）上看到了有關冷凍氣體的玻色─愛因斯坦凝聚❸的報導，它能以雷射進行高能量粒子或放射能衝擊，並同時製造出相同數量的熱粒子與冷粒子。這提供了我一個靈感。我有段時間曾得過子宮肌瘤，可以觸摸到，所以我用了本體能量療法的一個技巧，並且「兩點」了我的子宮。當我在這麼做時，我在想：「如果腫瘤是一個凝聚物，而雷射使其組成的粒子氣化，如此它們可以在同時間既冷又熱時，那會是什麼樣的情形？」

那天晚上，我感受到那肌瘤是之前的一半大小。兩晚之後，它就消失了。我是一個相信本體能量療法這玩意兒很棒的人，而現在我相信它很有效。看到它在其他人身上起作用，只是知道它效用的一部分，而以自己為對象成功地運用則更是棒透了。這在我的現實中是多麼大的一個改變。致上最好的祝福，並且再次感謝你。

──凱撒琳‧馬汀，聖塔芭芭拉

【注釋】

❶ 所謂零點能量（Zero Point Energy），是指量子在絕對零度（-273.15℃）的條件下依然會保持振動，而此時與這種現象伴生而具有的能量，被稱為零點能量。這個能量振動的幅度會隨著溫度增加而加大。若能將這些能量轉換為可供人類使用的動力，等於為人類開啟了一座永不枯竭的能源寶藏。零點能量的設想來自量子力學的一個著名概念：海森堡測不準原理。而量子場論則對真空態進行了生動的描述，把真空比喻為起伏不定的能量之海。惠勒（J. Wheeler）估算出真空的能量密度可高達1095 g/cm^3。

❷ 此處借用《哈利波特》（*Harry Potter*）故事中的霍格華茲魔法學校。

❸ 玻色－愛因斯坦凝聚（BEC）是愛因斯坦曾預言的一種新物態。它是指當溫度低於絕對零度（-273.15℃）以下，原子進入基本狀態的過程。這裡的「凝聚」與日常生活中的凝聚不同，它表示原來不同狀態的原子突然「凝聚」到同一狀態（一般是基態）。

|第一章|

本體能量療法的誕生

我右手食指點在小女孩的眉毛上，
忽然間，一道能量光束從我手中射出，
鑽進她的頭顱裡⋯⋯
腦部深處的堵塞物瞬間就溶解了！

本體能量療法的實行是一種存在狀態，
而非技巧。
你必須能夠體驗一種新的可能性，
而這個可能性會與你多年來生活在這個世界
所受到的種種制約大唱反調。

那個小女孩當時大約三歲，她和她母親大約於下午六點來到我的脊椎按摩療法診所。那天我累壞了，而她是最後一個病人。那天早上，我開了四個小時的車才抵達我位於蒙大拿州李文斯頓市的辦公室，而前一晚因為從西雅圖一路開車過來，我實在太累了，不得不在蒙大拿州米蘇拉市的汽車旅館投宿一晚。我當時已在巴斯帝爾自然療法大學（Bastyr Naturopathic University）註冊入學，為了取得自然療法的學位，我一學期修了三十一個學分。即使課業繁重，我還是得負起家計，而由於我尚未通過華盛頓州的脊椎按摩治療師檢定考試，使得我每個月必須長途跋涉到蒙大拿的辦公室兩次。雖然我能夠花在那裡的時間很少，但診所依然生意鼎盛。

雖然有個「脊椎按摩治療師」的頭銜，但我在地方上還是被認為是個從事古怪療法的怪人，而我也已對出現在門前的各種疑難雜症習以為常。而在這個案例中，那位母親告訴我，小女孩曾經去看過神經科醫生，並且診斷出有一隻眼睛弱視。那醫生告訴她，他不建議做任何治療或手術，如果小女孩戴上一個眼罩，也許到了青少年時期就會不藥而癒。那位母親看著我說：「唔，那聽起來不是很理想，你覺得呢？」

我恍神得很厲害——無疑是因為睡眠不足——開始不知所云地說起我在五〇年代看過的《超人》影集。在某一集的節目中，一個小女孩在《星球日報》（*Daily Planet*）主辦的作文比賽中獲勝，獎品是和超人環遊世界一周。當克拉克、露易絲和吉米❶來到她紐約的公寓與她見面時，克拉克驚訝地發現小女孩的眼睛看不見。因為對這件事的奇怪轉折感到困惑，他便問道：「甜心，為什麼妳會想和超人一起飛行環繞世界？」那孩子以一種實事求是的態度回答：「超人並不是真的存在，但是我想《星球日報》能帶著媽咪環遊世界，這樣她就可以找到我爹地了。」

在這一集裡，女孩的父親丹曾經在周末時帶著他的小家庭駕車出遊，但是在試圖閃避一名行人時發生嚴重的車禍。家用車迎頭撞上街角一根燈柱，擋風玻璃被撞碎，而碎裂的玻璃如雨般落在乘客身上。

他們小女兒的問題並未在車禍後立即顯現，她當時是個嬰兒，所以一開始很難發現問題。他們帶她去看的專家證實了這個可怕的事實：她完全瞎了。而當他們問到有哪些可能的選擇時，醫生難過地回答，他無能為力。為了安慰這對心煩意亂的父母，醫生無不一廂情願地解釋，有時眼盲之後就會消失，但也不要抱太大希望。

雖然在意外發生後，這位父親承受了可怕的壓力與內疚，但這家人還是努力想維持家庭的完整。在撐過幾個月極其嚴重的罪惡感後，男主人再也無法承受，因為每當他凝視著妻子的眼睛時，都會看到她眸子中的指責之意。他無法再看著女兒，於是某天晚上，他離開了，從此再也沒有回家。一位朋友在被問到時說，他曾聽丹說過要去加入外籍軍團什麼的。

聽完這個悲慘的故事，克拉克難過得流下眼淚，他決定要為這件事情盡一份心力。如果你只是無助地站在一旁，超能力又有何用？他了解，如果他要在此情況下做任何事，首先要從讓小女孩相信他就是超人開始。

克拉克看到火爐旁放著一根鐵製的撥火棒，於是走過去把它拿過來。小女孩靜靜地坐著，他輕柔而堅定地拿著那根鐵製工具，將它伸到小女孩身邊，讓她感受一下，然後小心地將鐵棒放在她背後，並且將鐵棒慢慢地繞著她脆弱的脖子彎成一個鐵環。她嚇了一跳，小聲地說：「你真的是超人！除了你，沒有任何人做得到！」

超人報以一個感傷的微笑，答道：「是的，寶貝，我就是。」然後跪下來，輕輕地將那根鐵棒扳回原狀。

跪在小女孩面前時，超人用 X 光眼注意到，在她眼睛裡靠近視神經的地方藏著一小塊玻璃，也許這就是讓她看不見的原因。當天稍晚，超人與一名外科醫生談話，對方同意進行探測性質的手術（當然，這是在律師面前進行的），嘗試重建這小女孩的視力。而在這過程中，超人也以他的 X 光眼協助。

後來小女孩重獲視力，並且與超人一起環遊世界。當他們飛回來時，透過公寓的窗戶，她看見爸媽正像年輕愛人一樣手牽著手（超人之前已經找到這個父親，讓他們重聚，並且希望他們在這一小段時間內能夠和好如初）。唉，又是一個結局圓滿的半小時夢幻劇。

當我說完這個故事，並且從睡眠不足造成的恍惚中清醒後，我轉向那位母親說道：「我不知道剛才為什麼要告訴妳這些。」而當我注視著她時，我注意到她的右邊站著喬治・李維（George Reeves）所飾演的超人！「我一定是產生幻覺了。」我想著，但他確實就在那裡，一個三維的立體全像圖，他的紅披風還在一陣實際上並不存在的微風中飄動，而且我甚至伸出手就可以碰到他。只見一道光線從他的眼睛射向正坐在我檢查台上的小女孩，在超人的協助下，我以內視能力看到在她視神經聚集的腦部深處，有一塊暗黑色的能量堵塞物。

在執業過程中，我見慣了各種千奇百怪的事情。事實上，我漸漸相信直覺、「神奇力量」，或看起來像奇蹟的事。但即使我已經如此開放，對我來說，這件事還是超過了一點！在我的視覺中，看到超人的雙眼射出一束黃色的射線。沒錯，我知道人的肉眼看不到 X 射線，但我卻看得見，如此我才知道當時正發生了某些事情。我決定不管這是一種強大的幻覺、一名使者，或是某種《X 檔案》中才會出現的怪事，它顯然很重要，所以我一定要好好地注意，並採取看起來最適當的行動。

我逐漸明白，沒有方法可以接觸到那堵塞物。我無法碰到它，而且我也懷疑女孩的母親會願意讓我在她女兒頭上鑽洞。我曾經短暫考慮過要使用一種口腔內顱部手術技術，也就是將手伸到病人嘴裡，並且托高顱底板，往所要移動的方向移動。要不是她只有三歲，這個方法或許可以奏效。但我從自己兒子身上學到一個痛苦經驗就是，如果你將手伸到一個孩子的嘴巴裡，可能會嚇到他們，而他們的反應就是將你的手一口咬下去。

我在腦海中檢視種種醫療技巧，並未發現其他可能的解決之道。也許我是瘋了，但我決定照那個穿著藍衣服、紅披風的傢伙的計畫進行。我是有點實用主義傾向，如果像這樣的事情發生，不管奇不奇怪，我知道一定都有個好理由。通常我都是順著直覺而行，而在這個案例中，它在大聲地提醒我要密切注意，並嘗試一些新東西。

我將右手的食指點在小女孩的眉毛上，就是剛才超人眼中發出的光線所指示的位置。忽然間，一道能量光束從我的手中射出，鑽進她的頭顱裡，並在我依直覺所指向的能量堵塞處發出光芒。那堵塞物瞬間就溶解了！我可以看到這道奔騰的能量一路穿越她大腦的顳葉區，進入枕葉，然後往下沿著處理視覺訊息的神經通道流動。

此一神祕的能量完成它的旅程後，又轉而朝向剛才經過的通路行進，來

到視交叉，也就是雙眼視覺通道匯集的地方。那女孩的兩眼熠熠生輝，過了一陣子，她宣稱：「有兩個你！」根據臨床上的直覺，我進行了一種稱為「眼調節」的視覺測試，並確認了我所猜想的事：有生以來第一次，她能正常視物，所有弱視的跡象都消失了。這個故事聽起來也許奇怪，但它標誌著後來所謂「本體能量療法」的誕生。

▍對一個祈禱的回應

如果只因為是這種我稱之為「本體能量療法」的能量找到我的，或我看起來像是會編故事的人，完全不表示早在我一九九七年的親身經驗之前，宇宙間並不存在這種能力。在我們一生中的每個時刻，都有無數的能量作用力穿過我們的身體或能量場，我們也許尚未發展出能以身體感官來探知這些能量的敏銳知覺，但這不代表它們就不存在。

此時此刻，到底有多少頻率或頻寬正穿過我們的身體？想想看，我們周遭到處都有廣播、電視節目、手機通話及各種微波傳輸，而這些只不過是少數幾個例子而已。訊息以頻率和波的形式持續氾濫而來，想要擷取這些訊息，我們只需要一個接收器與一根天線。而有證據顯示，潛意識扮演了接收器的角色，我們的電磁場發揮了天線的功能，我們的需求與渴望則是一種吸引力，它設定我們的知覺去搜尋經驗或資訊。這也是我認為我所謂的「本體能量療法」這樣的經驗發生在我身上的原因──我有一個極度渴望的需求與一個熱切的欲望，並尋求眾天神的幫助。而天堂的重要人物聽到了，並且以一個遠超乎我想像的方式回應了。

當時我所從事的脊椎按摩治療工作其實前景堪慮，我的雙手莫名其妙地痙攣，發作時甚至連指甲都會深深刺進手掌中。當我努力以雙手調整別人的脊椎時，自己的情況卻是每況愈下，一天比一天難過。我向似乎總

在我周圍徘徊的天使與守護者祈禱、求助，而祂們總是在我需要的時刻出現。

當我所祈求的答案如願而來時，卻是以一種我在意識上怎麼也想不到的形式出現。我只是想要我的雙手不再蜷縮成打結的拳頭，如此我便可以繼續當個脊椎按摩治療師，而我所接收到的反而是為何我的雙手會出現這樣反應的答案。這個新能量顯然試著藉由我體現於世，而我也許無意識地妨礙了它的流動、妨礙它充分表達其目的。我所要求的是雙手不再疼痛，而得到的答案卻是要我對此—通過我的流動特殊質地能量保持開放，並欣然接受它。

▌本體能量療法的守護者

我朝向本體能量療法的旅程，以及我目前一生的使命，可能都是從我十歲時一個十月天的午後開始的。那天是周五，下午放學後，我去當地一家雜貨店買漫畫，之後推開雜貨店的玻璃門，來到交通繁忙的十字路口，耐心地等待燈號變換。

綠燈亮起後，我步下人行道，這時有一輛闖紅燈的車，搖搖晃晃地向著我迎面駛來。我轉頭面對正朝我衝來的汽車，呆若木雞，動彈不得，心裡想著該往哪裡逃。那輛車以全速撞上我的胸部，衝擊的力道讓我雙腳離地。我被撞得往後飛，臉朝向天，脊椎伸展如弓。

時間似乎停頓了下來。我很冷靜，完全不會害怕，還記得風兒輕拂著我的臉龐，身旁的景色變換宛若延時攝影的效果。我在掌握了現在被我定義為「意識的變異狀態」❷時，內心感受到完全的平靜。在撞向堅硬的瀝青路面前一刻，一個預示未來事件的聲音在我腦中響起，既清晰又大聲地說：「拍墊子！」

我連想都沒想，就將下巴收進去，緊緊抵住胸膛，手肘彎曲，而在最後一刻伸展雙臂，掌心向下，然後就像我幾年後在柔道班所學的那樣，用力擊向路面。但那一刻我是怎麼知道「拍墊子」是什麼意思的？而且，當那個既權威又有些熟悉的聲音引起我的注意力後，我又怎麼知道要馬上回應，救了自己的小命？也許是透過守護天使的仁慈幫助？也或許，我是接通了跟這些事情有關的宇宙知識寶庫？

多年後，我有了另一個奇怪且扭曲時間，並帶著特殊武術風味的經歷。那時我就讀於卡加利永援聖母天主教學校七年級，事情發生在學校的瀝青地面運動場上──我在學校的經歷比較像是「永怨聖母」。任何年齡的孩子都可能會做出恃強凌弱的事，而在校園經驗中永遠存在的惡霸與吹牛大王如果察覺到同學的弱點，似乎一定會熱切地一把抓住、善加利用。而既然我害羞和聰明到一種不正常的地步……好啦！我就是一個書呆子，所以我的同學都認為我在被找麻煩的行列中應該單獨出線，接受特殊的「照顧」。

我受到此一特殊的關照許多年，從我現在安全的樓所回顧那段時期，我了解到，當時我臉上可能畫了一個靶子，上面還寫著：「對我再壞一點，我不會反對。」由於我就讀的是一所宗教學校，讓我發展出錯誤的觀念，認為自己應該溫順、謙恭、愛我的敵人，如果有人打我的右臉，連左臉也要轉過來由他打。對那幫心胸狹窄、睚眥必報的男孩來說，我是完美的獵物。嗯，但這情況將永遠地改變了。

下課期間，那些折磨人的傢伙正在運動場上踢足球。直到今天我依然不知道自己是什麼鬼上身，居然自告奮勇要參加。我從來都不是那種運動型的人物，事實上，我從未參與過學校的體育活動。至少對我來說，克服膽怯而要求參加下午的足球賽，並不符合我的個性。而我的同學居然也一反常態地大方讓我參加比賽。這下有好戲看了。

我開始踢球，並展現了我有史以來唯一身手矯健的時刻，而連我自己都大吃一驚的是，我居然從足球隊長的腳下截走了球。他摔倒在地，臉頰與下巴都擦撞到既熱又硬的瀝青地面。他的臉因為嚴重的困窘與令人戰慄的狂怒而漲紅，站起來衝向我，手已經握成拳頭，我則是吸了一大口氣，準備承受痛擊。我抬起手臂擋在面前，蜷縮在雙手後方，試圖以這軟弱的行動來擋開含忿而來的重擊。接下來，某件完全料想不到的奇妙事情發生了。

時間的流動（再度）慢了下來，我看著那頭盛怒的狂牛很慢很慢地朝我衝過來。當攻擊者的手臂伸長，離我越來越近時，我的內心忽然充滿一種之前從未預料到的奇特信心與能力。

我擁有足夠的時間。我的手自動抬了起來，手掌攔截並抓住那正朝著我的臉猛擊而來的拳頭。我張開手掌，精準且優雅地抓住了拳頭，並且任由他那一擊的動能繼續往前，然後橫跨一步、沉肩，使得他一擊的力道落空了。

接下來，我靈敏地以腳後跟為中心旋轉。當他的手臂穿過我下沉的肩膀上方時，我同時搶進他身前，抬起他來，並且熟練地將他扔在地上。我的攻擊者躺在那裡，目瞪口呆，伸出的手臂還在我手裡。我迅速向前一步，將右腳後跟抵住他的喉嚨。即興演出的「套拳」至此完畢，時間忽然又提高了流速，我發現自己正往下瞪著那本該扮演攻擊者角色的困惑臉孔。

當一旁震驚又困惑的群眾袖手旁觀時，我彎下腰，親切地幫助他站起來。毫無疑問地，他對事情的意外轉折極為憤怒，一拳打在我臉上，然後伴隨著旁觀者的一片噓聲，高視闊步地走開。這個事件終結了他的鋒頭，並意味著我生命的全新章節開啟了。

當天稍晚，我班上的一些女孩在我的置物櫃中找到一本由名作家布魯斯‧泰格納（Bruce Tegner）所著的《柔術》（*Ju Jitsu*）。從那時起，再也沒有任何人找過我麻煩，有關我長期以來祕密研究空手道的謠言迅速傳開——呃，每個人都有光輝的一刻。我在想，如果他們知道我在事情發生的兩天前才買了這本書，而且甚至連封面都還沒打開，他們又會有什麼反應？

▌ 再來一課

好像前兩個事件還不足以吸引我的注意力似地，當下一件奇怪的事發生在我身上時，我確實意識到了在我生命中運行的強大力量。那是在蒙大拿州波茲曼市一個寒冷刺骨的一月天清晨四點多，我不想起床，但我很快地對自己該做的事天人交戰了一番。讓我想想：我幾乎要破產了，我的孩子都吃不飽，電費帳單逾期未繳，我在波茲曼市所治療的客戶還不夠支撐我那實在稱不上奢侈浪費的生活型態，而我在當地的鄉村俱樂部當然不算是一名聲譽良好的會員。

風很大，一片白茫茫的大雪穩定地落下，這可不是個適合開六小時車，前往擁有美麗鄉村景色的米蘇拉市的好日子。但我在那裡的連絡人已幫我約好了一批客戶，打算讓我過個充實的周末，而我在這個周末賺到的錢，可比前一周的全部所得還要多。在先前化身為專業音樂家時，我從未錯過一場演奏，現在也不會開例，表演必須繼續下去。事已成定局，我疲憊地穿上牛仔褲及毛衣，並且去衣櫥拿我的厚外套和雪靴。

當我要離開時，妻子從屋裡對我叫著：「要小心黑冰❸！」但我從未見過黑冰，所以也不相信會有這種東西。我決心不要遲到，對她的警告未加理會，腳下油門一踩，我和我那三百二十七立方吋引擎的老爺車就搖

搖擺擺地一起往前衝向杳無人車的公路。**感謝上帝，路上空蕩蕩的，我就可以利用眼前一直線到底的漫長路途來補回一點時間。**

才出了布特市，我就碰上了我太太一直擔心的現象：那非常滑溜、幾乎看不見的傳奇黑冰。我不僅太晚發現這玩意兒真的存在，而且出了布特市界外一座覆蓋著冰的橋上就有一大塊，簡直是特地為我準備的。我當時正以接近一百三十公里的時速前進，猛然奔向我的目的地——以這種速度，我很快就會到達米蘇拉市——但接著輪胎就開始輾過橋中央那塊滑溜的死亡之地。我嚇壞了，覺得輪胎開始打滑，失去控制。在一陣驚慌中，我將腳移開油門，並輕踩煞車，但當時的車速已經過快。

我瘋狂地更用力踩煞車，結果車子一個甩尾，當下就對著橋塔迎頭撞去。就在撞上的幾秒鐘前，我低頭看著車速表，注意到上面顯示的時速是乾淨俐落又致命的一百零五公里。我正看著死神的臉，而祂也回望我，對我露齒而笑。我接受了命運，不再妄想要控制一切，將雙手舉到臉旁，並以全副心力大聲喊著：「米迦勒天使長，救命啊！」然後，我就撞上了橋柱。

當時閃現了一道炫目的藍光，然後就什麼都沒有了。我覺得自己好像飄了起來，懸浮在一個由保護能量構成的藍色大泡泡裡；它是如此之厚，沒有任何東西能傷害我。米迦勒天使長會守護忠誠信徒、保護無辜的人；而我信仰上帝的恩典，也許我這個珍貴的特質在塵世的配額尚未告罄——不管哪個理由，我發覺自己仍在這座滿是冰的橋上某處，依然坐在車中，引擎轟轟作響，而我毫髮無傷！

過了幾分鐘，我才回過神來評估目前狀況。我試著打開駕駛座的門，卻發現它被緊緊地卡住了，所以我必須將車窗搖下，爬出車子。當我看到車頭整個向擋風玻璃的方向翹起來時，嚇了一大跳。那是個死寂冬日，

整條路杳無人煙又覆蓋著冰雪，似乎沒有哪個傻瓜會在這種情況下開車上路。假如我的車子動不了，以當時攝氏零下十五度的氣溫，我多半還是會死掉。我在想，我的小命如果不是以某種死法丟掉，那是不是要讓我慢慢凍死呢？「神呀，這太有趣了，我也愛祢！」

接下來會發生什麼我也不管了，再度從車窗爬進車裡，滑進駕駛座，然後準備倒車。我屏住呼吸，滿懷恐懼。車子空轉了一下，然後在溜滑的路面上抓到了著力點。我倒車，並且讓傳動軸發揮功能，繼續我的行程，之後一路平安地抵達終點，隨即開始工作。

到了要打道回府的時候，我將車開進一家加油站，加滿了油，還檢查了一下車況，因為整個車前蓋根本擠成一團，嚴重受損，我懷疑它是否能打開。而既然神的旨意至今都運作完美，我也就信任它，踏上返回波茲曼市的路，心裡靜靜地禱告，希望一班天使可以兼任一下修車技師，讓這輛車多撐一陣子。我終於駛進了自家車道，就在轉動鑰匙熄火前，引擎忽然卡住，又劈啪作響了一陣子，然後壽終正寢。這部車實在毀得太厲害了，我只好把它拖去報廢。我的守護天使們再次為了我顯現，而我的感激之情難以言表，直至今日！

▌存在的狀態

我們的文化對於瀕死經驗與神祕接觸之類的事情採取容忍態度，並將它們推到旁邊；如此，正常的、約定俗成的現實（consensus reality）便可以避開這個領域。西方醫界對於這些看到異象的人，典型態度就是開藥，以削減這種變異的知覺狀態，如此這些人才會符合文明社會的期待，這和薩滿❹文化與傳統天差地別。在薩滿文化裡，你可以吸收神聖物質，而誘導出一種變異狀態，以發現自己生命的目的。在那樣的現實中，與一名天使的相遇，被視為生命中的正常部分。

在巴斯帝爾大學攻讀自然醫學博士學位時，我修了一門「變態心理學」。當時我們正在研究精神分裂症與所謂的妄想狀態，談到在腦袋裡聽到聲音為何是一件不好的事，應該避免。我舉起手想問個問題，教授從指定閱讀文章中抬起頭來，認出是我，表情有點怪怪的。唉！他很了解我是什麼樣的人。為了不辜負他的期望，我故做無辜狀問道：「我曾經在腦中聽到聲音，它們告訴我要回學校取得自然療法的學位。這是否表示我是精神分裂或什麼的？我是不是應該去看精神科醫生，而非選修精神科醫學？」

教授回答時露齒而笑，並帶著他一貫的嘲諷風格：「不，這些條件如果是用在你身上，可能是正常的。」還有什麼比傾聽你內在智慧的聲音，就像託付那般來得更正常、明智呢？我可以用自身經驗告訴你，有時情況確實如此。在摩西聽到上帝從焚燒的灌木叢中發聲說話時❺，如果當時的以色列部落有精神科醫生隨行，那你認為會發生什麼情況？仔細思考一下，你難道看不出來嗎？部落的精神科醫生知道摩西又聽到聲音後，會投以某種有毒的樹根或水銀，或是當時他們能夠取得的任何藥物，好讓那聲音消失。我很好奇事情如果這樣發展，以色列人會被帶到哪裡——絕對不會是牛奶與蜜之地。

要使用本體能量療法，並不需要擁有這種未經雙方同意而發生的經驗。超人不必現身，你不必有透視眼，也不需要有過瀕死經驗，只要改變你觀看與感受身邊事物的方式就可以了。本體能量療法的實行是一種存在狀態，而非技巧。你可以使用技巧來估量與追蹤你所做的事，但關鍵要素還是接通你的內在能量，並維持接收各種可能性的狀態。聽起來很容易——是嗎？相信我，做起來更簡單。但首先，你必須能夠體驗一種新的可能性，而這個可能性會與你多年來生活在這個世界所受到的種種制約大唱反調。

【注釋】

❶ 克拉克、露易絲與吉米，都是《超人》中的角色，克拉克就是超人的化身，露易絲是《星球日報》的記者，也是超人的女朋友，而吉米是《星球日報》的攝影記者，也是克拉克的好朋友。

❷ 意識的變異狀態（altered state of consciousness，ASC），亦稱之為心思上的變異狀態，就是指任何與通常清醒時的 β 波明顯不同的任何狀況，這也包括用來形容一個人心智上的改變。

❸ 黑冰（black ice，亦稱glare ice）是指內部沒有許多氣泡的冰，所以看起來十分透明。這種冰會呈現它下方物質的顏色，通常在柏油路或深沉的池塘上的冰就會呈現黑色，故稱之為「黑冰」。由於這種質地的冰很難察覺，所以對駕駛、行人或水手來說特別危險。

❹ 薩滿教是原生性宗教，不是由人創立，而是自發產生的。根據維基百科所述：「薩滿教是一種涉及診斷、治療與引發疾病等能力的傳統信仰及習俗，有時會因為與靈魂的特殊關係，或對靈魂的控制，而造成人們的苦難。薩滿巫師（僧人）被認為有控制天氣、預言、解夢、占星及旅行到天堂或地獄的能力。」

❺ 《聖經·出埃及記》中記載，摩西在牧羊時，耶和華從起火的灌木中向他顯現，並命他帶領以色列人出埃及。

| 第二章 |

以問題為中心的醫療現狀

每次醫生對你的症狀
提出一個不同的診斷或解釋時，
就更進一步
限制了你對於其他可能情況的覺知。

想要在你的健康與生活各層面
造成持久的好轉，
必須將自己的觀點從以問題為中心，
轉換到以解決辦法為中心。

你去看病時，醫生一見面所說的話少不了這一句：「今天有什麼問題？」你的大腦馬上在那張所有事情不分主次的冗長細目清單上搜尋一番，看看你現在或過去有什麼地方不對勁，接著選出一種或更多看似恰當的身體不適現象。例如，你如果去看一名脊椎按摩治療師，你所想到的都只是和此次拜訪目的似乎相關的訊息。你也許會告訴醫生，你早上起床時下背部有多痛，但你可能會忘記提到其他一些醫療小花絮，例如一天發作上百次，或是你的腳旁邊長了一個兩磅重的腫瘤。呃，好吧，後面那個不算數，因為如果別人穿了奇怪的鞋子，我向來會注意到。重點是，我們會從那冗長的身體不適症狀清單上刪去資訊，而令人難過的是，其中還包括了我們上一次真正感覺身體狀況良好的時候！

我們對於自我感覺良好這門藝術所學不多，因為整個醫療體系是奠基於治療疾病，而非保健。整個醫療活動全在辨別症狀、狀況，以及找出療法，也就是把你當作有問題的人。這個程序讓醫生可以弄清楚要把你塞進哪一個現實小框框，而每次他對你的症狀提出一個不同的診斷或解釋時，就更進一步限制了你對於其他可能情況的覺知。你被塞進一個個越來越小的框框，讓你越來越無法掌握更多的可能。很快地，你就會感到被限制、沮喪與無力。

對於能從宇宙或生命中得到些什麼，我們的期望低得讓人大吃一驚，而我們的經驗會非常符合自己生命信仰的結構。我們常常為了努力求得進展，最後卻陷入繞圈子的地步。許多形式的處置與療法，即使立意良善，卻似乎加重了問題的傾向。

▋ 以問題為主的問題

有一天，一名新客戶問我對於另一位治療師的診斷有何想法。我回答：「我不知該做何感想。無論妳的醫生對妳狀況的想法為何，都是基於他的教育和臨床經驗所下的判斷。」她答道：「但你對他所說的有何想法？畢竟，你也是一名醫生。」

她的話讓我停頓了一下，認真思索該說些什麼。當時我已經對心智的強大力量關注了一段時間。現今的科學已經接受（至少在次原子的層次）：觀測的行為將會改變被觀測對象的行為與特性。這意味著，「意識」對於物質的組成或結構有直接且顯著的影響。這已經在量子物理學許多經典實驗中得到支持，並被認為是基本原理。

在光子的層次上，被意識指引的意念可以改變物質基礎成分的行為。如果此一概念在光子上為真，那麼可以合理推論，這個情況亦同樣適用在我們身上。如果我們最後接受這個模型所指涉的意義，那麼我們必須問自己，人類是由什麼組成的。基本上，我們現在認為光子是物質的最小單位，當我們提到光子時，說的是光與訊息。

所以，從這個觀點看來，你也許會開始更加了解我對於「醫生」這個專業的關注。所謂的醫生，就是收取費用來把你當作症狀與問題集合體的人，他根據一套嚴格的專業行為規範，列舉、描述和診斷問題，並透過適當的檢驗與療程，首先排除最致命或嚴重的問題。而在診斷的方

法中，固定不變的是你接下來必須「做某些動作」。在醫生針對你的症狀，熟練地診斷出一種或多種疾病或不適之後，你必須制定一套行動方案，服用某種處方藥，或是進行治療（甚至接受手術），以解決那些症狀。某種程度來說，這些診斷是受到每位醫學專業人士奉為圭臬、並同意的醫療標準與習慣所驅使，這些標準和習慣被用來檢驗一個醫生是否善盡職責。而什麼樣的診斷可以接受，並且可以補救，這方面的描述有部分是由獲利豐厚的大藥廠所造成的。

▊ 醫學的巨輪：我們在原地打轉

當你查看一個新病人填寫的病史時，其中有一部分是病人告知他或她為何會來向你求診的原因，這個部分包含了從我個人觀點來看稱為「問題定勢」❶的所有資訊。不幸的是，內容還包括了之前由其他醫療保健專業人士進行診斷的徵兆，以至於這個過程變得更複雜，並在量子糾結❷的原理下變得非常脆弱。而這個事實可能構成我在臨床診斷時所稱的「一團亂」現象。

試想一下，一名可憐的醫學院學生（我們姑且稱她「唐娜」好了），因為有疲倦、體重增加及消化問題等身體不適現象，而去看自然療法的戴夫醫師。很巧的是，戴夫醫師在就讀醫學院時，可能因為持續工作的壓力，所以產生下列症狀：疲倦、腹脹，而且常常無法完全消化食物。

戴夫醫師的醫生進行了一系列標準的血液檢驗，而根據驗血的結果，並未發現他有什麼不對。她開了消化酵素，並推測戴夫醫師或許有未被診斷出來的食物過敏。於是，根據在醫學院學到的一般準則，她為戴夫醫師制定了一套嚴格的飲食輪替規定，其中排除了小麥、巧克力、咖啡因，以及許多美味又有趣，但最容易引起過敏的食物。而因為有過這樣的經驗，戴夫醫師就為我們的醫學院學生唐娜展開類似的療法。

唐娜忠實遵照這個嚴格的飲食療法，進行了三個月，雖然在整體能量水平上體驗到某種變化，卻依然為腹脹所苦。她對於進展緩慢的結果並不滿意，於是決定去看另一位醫生。這一次，她進行了甲狀腺的檢驗，然而結果是落在正常的範圍內，換句話說，在臨床上並沒有病變的證據。但是這個醫生不久前才參加過一個有關功能性內分泌失調的研討會，因此他判斷唐娜的症狀符合功能性內分泌失調，便開了一個能夠滋養她甲狀腺的草藥配方。這似乎對她整體的能量水平有所幫助，讓她忙完一天後也不會有筋疲力竭的感覺。

然而她很快就發現，體重並未減輕。於是她又回到診所，去看一名新的醫生。這位醫生除了像以前一樣驗血外，還決定進行一系列過敏篩檢，以找出對A型免疫球蛋白起反應的食物。而檢驗結果顯示，唐娜有一些明顯的過敏徵狀，所以必須立刻將所有可能誘發過敏的食物從飲食清單中剔除。事實上，生鮮食物加上大量的新鮮蔬菜汁才是適合她的飲食（這位醫生前一天晚上睡不著覺，剛好看到一個談論果汁好處的訪談節目，他是為了自己才做得這麼起勁）。

在採用新的飲食療法數天後，唐娜又再次覺得精力充沛，但她注意到，現在她餐後會有腹脹和胃脹氣的現象。她聽說另一名執業醫生湯姆很不錯，他對所有過敏症都會進行肌肉測試，唐娜決定去看看湯姆醫生能為她做些什麼。而根據湯姆醫生進行的肌肉測試結果顯示，她有多種過敏症，但不用擔心，湯姆醫生會把她「修理」好。事情很簡單，只要一周去兩次他那收費昂貴的診所，二十八次後即可痊癒。「妳要了解，」湯姆醫生告訴她：「為了治好這些過敏症，妳必須遵守嚴格的規定。如果完全依照我所說的去做，保證有效。」

現在唐娜對於這些盡是不著邊際在原地打轉的醫生已經感到厭倦，便告訴湯姆醫生她會好好考慮，但她現在沒有錢可以立刻展開治療。湯姆

醫生答道：「好吧，這是妳的決定，但是要記住，如果拖延了適當的治療，事情只會變得越來越糟。」感謝過湯姆醫生後，唐娜離開了他的辦公室，心裡比以前更混亂，但她決定要把自己的健康狀況弄個清楚。於是，深感沮喪的她決心去看一個「真正的」醫生，以取得更傳統的評估與診斷檢查。

這位醫生重複了同樣的驗血程序，並告訴唐娜她沒有什麼不對，所有的血液檢驗結果都在正常範圍內。這好像告訴了她什麼有建設性的東西似地，或許她那些感受是正常的。但除此之外，他還戳了戳唐娜身上好幾個地方，偶爾好像在確認他臨床上的懷疑似地，不時對自己點點頭。最後，他與唐娜分享粗略檢查的結果，告訴她情況正如他所想的一樣。他在她身上又刺又戳了十七個地方所進行的檢查，證實了他的診斷：唐娜得了纖維肌痛症！她最新找到的醫學專家向她解釋，她所有的症狀都符合纖維肌痛症的診斷標準。

這個「診斷結果」包括了範圍廣泛的肌肉與骨骼疼痛症狀。有時是肌肉痙攣，有時是灼痛，而有些人只是說他們全身都痛，就像流行性感冒時一樣。通常會折磨患者的症狀之一就是疼痛（就像那些在任何時刻都會讓你覺得更糟糕的冷淡催眠式語法），那種的疼痛被形容為非——常、非——常深沉（如同醫生在實施催眠術時的語調），其中可能包括刺傷與槍傷般的痛——為何都是這些充滿暴力的隱喻？在這張冗長的疼痛清單中，包括強烈如火燒般的疼痛。如果你不幸去找了一個靈媒，而且得知你前世因為是個女巫而遭到烈火焚身，這問題可就大了！

疲勞是這個症候群的另一種常見症狀，程度從輕微的疲倦到完全失去行為能力不等。有的人甚至說自己有某種「腦部起霧效應」，讓他們覺得精力被抽乾。唐娜對這持續的訊息攻擊點頭回應，或者她只是開始打盹而頻頻點頭？請設身處地想一想，如果你是她，這樣不斷聽取醫生的訊

息後，會有什麼感覺？

而與這個症候群有關的是一堆其他疾病，例如頭痛、偏頭痛、大腸激躁症（一種症候群中的症候群？）、顳顎關節失調症、失眠、經前症候群、胸痛、晨僵現象、記憶問題、激躁性膀胱、眼乾舌燥、暈眩、協調功能障礙，還有對於各種根本還稱不上是一個疾病的醫學垃圾的偵測能力大幅下降！

此外，還有一些惱人的因素（你是指除了醫生之外嗎？），如氣候變化或過敏症（喔喔，我們又回到了這一條醫療莫比烏斯帶❸的開端！）、寒冷或多風的環境、荷爾蒙的變化（該死！我就說我的甲狀腺出了問題吧）、壓力、沮喪、過分操勞與焦慮等。例如現在，或許光是聽到所有這些因素就會導致怒火中燒或病情加劇。像我現在就覺得周圍有一把火燒起來了，大喊著：「小朋友，危險！」❹「現在，」醫生十分慈祥地說：「我想情況已經相當清楚了，妳還有任何問題嗎？」是的，醫生，你可以叫個人把我帶到病床上嗎？我忽然覺得自己病情嚴重！

現在，總算來到好的部分。記不記得我曾經說過，診斷之後，接下來就是某種形式的治療或投藥？這裡有一件真正好玩的事情：纖維肌痛症的治療，通常包含了某種抗憂鬱藥物，例如百憂解，或是某種類似品牌的神經化學混合物。我常常說，纖維肌痛症可能是「別聽醫生鬼扯」❺的最佳範例。如果一般人必須坐下來接受醫學檢驗，聽醫生描述我剛剛提到的事情，光是內心要承受那些對於疾病的想像，你就知道之後不會太樂觀。

除了方才對那不幸的病人所描述種種令人驚恐的臨床景象之外，纖維肌痛症通常還伴隨另一種被稱為功能性睡眠呼吸暫停的狀況，這是指晚上入睡時，你的腦子整個晚上會間歇地出現腦中氧氣量在短時間內低於適

當水平的情況。而這個狀況可以讓你在診斷後，被送到一家專精於睡眠失調的診所進行「睡眠研究」。

這裡有個真正的好消息：你的保險公司將支付此次檢驗的費用給醫生，而這個檢驗（令人驚訝地）總是會證明你有問題。此外，一經診斷，治療方式會包括你可能要整晚穿戴一個昂貴而新奇的機械裝置──這個設備確保你的腦子可以得到足夠的氧氣。而好消息是，你的保險當然也會支付此療法所需的費用。我很想知道，經過隨機取樣，有多少人會在檢驗後對這個問題展現正面態度？

看看所有現在與唐娜的症狀糾結的觀察者，這些醫生的鬼魂緊追著她不放。這聽起來是否熟悉到令人難忘？每一個之前的觀察者都把這些狀況當成問題，因而讓它們變得更強、更有力量。而在研究本體能量療法時，你會明白，將自己的觀點從以問題為中心，轉換到許多可能性之一，或以解決法為中心，常常是在你的健康與生活各層面造成持久轉化所需的一切。

▌「採取行動」的病

醫界所實行的「刺激／反應」模式有什麼不對嗎？並沒有，除了在它運作背後的意識確保我們總是會掉入因果循環之外。這個循環一旦開始就不會結束，而且可以無限延續下去，就像莫比烏斯帶的某種瘋狂版本。我們被牢牢掌控在可怕的「採取行動病」（do something disease）之中──羅伯特‧孟德爾崧（Robert S. Mendelsohn）醫生在《一名醫界異教徒的自白》（*Confessions of a Medical Heretic*）這本書中幽默地提過這種病。你們當中，有多少人的配偶或同居人曾在沒有讓你好好思考的情況下，以命令的語氣催促你回應某件事？「不要待在那裡！趕快採取行

動！」至少在我個人的生命中，在這種情況下所做的反射性回應，從來就沒有什麼好事。

【注釋】

❶ 問題定勢（problem-set）：此處借用了「定勢」（set）這個心理學名詞來說明作者認為醫療界現存以問題為中心的問題。「定勢」又稱「心向」，是指一種活動的準備狀態或行為傾向，通常無法意識到。

❷ 量子糾結（quantum entanglement）亦譯為「量子糾纏」，是指數個量子態的混合態。在量子力學裡，個別光量子的狀態會受到另一個光量子的影響，處於同一系統的微觀粒子在分開後，無論相距多遠，仍會保持一種瞬時的連繫，一個粒子狀態的改變可以瞬時使另外粒子的狀態發生相對應的改變。因此，知道其中一個量子態，便可以同時知道另一個量子態為何。利用這個特性可以發展出瞬間的量子遙傳。

❸ 莫比烏斯帶（Mobius strip）：將一條長方形帶子的一端先扭轉一百八十度，再和另一端等同或黏合起來所得到的拓樸空間。這個空間有些有趣的性質，例如它是單側的，如果沿著中線剪開，仍會連成一片。莫比烏斯帶有無限大與無限可能性的意涵，在此則指故事反覆循環，沒完沒了。

❸ 此處的原文是「Danger Will Robinson!」，語出一九六〇年代美國一部電視影集《星際迷航記》（*Lost in Space*）中的經典對白，這是管家機器人經常對身處種種危險而不自知的小主人羅賓森所說的警告語。

❺ 因為纖維肌痛症的簡稱為FMS，而「別聽醫生鬼扯」（Forget Medical Suggestion）亦可簡寫為FMS，這是作者玩的雙關語。

| 第三章 |

要解決辦法，不要問題

如果你無法克服你正在努力的一個特定問題，
那為何不乾脆改變一點點規則，
並且試試某些前所未有的方法？

當她回神恢復意識知覺時，

臉上笑容比正午的太陽都來得燦爛。

她移動著下顎，從一邊到另一邊，

高喊著：「所有的疼痛都不見了！」

你的感知會控制你的「現實」（reality）。第四章會概述這段聲明背後的某些科學，但現在我希望你已經了解到，以問題為依歸的醫療現況並非應該奏樂歡迎的最佳現實。我來舉個簡單的例子說明。

如果我不彎曲膝蓋就想抬起一個相當沉重的東西，這個不符合人體工學的動作就會傷到我自己，而且可能會被診斷為背部肌肉扭傷。然後，假設我和鄰居隔著後院的籬笆閒聊時，他告訴我：「噢，那種扭傷真的很糟糕，我非常了解。有一次我傷到背，結果情況嚴重到兩個禮拜都無法下床！碰上那樣的事得花好幾個月才能痊癒——有時候，我的一個治療師還會告訴我，這其實從未完全治好。自從我傷到背之後，一切都不一樣了。」如果我完全接受鄰居的「現實」，那我當然就會遵從他走過的同樣治療歷程。假如我採納他「躺下來」的經驗，那我就得去整理床鋪——而我猜我就必須躺在上面了。對於自己的情況，我現在只會有一套十分受限的看法。

▌研究所有解決辦法

如果你自認為是一名治療者，有一件事我希望先搞清楚。所有技術都是在其賴以建構的現實子集合範圍內作用，只要你同意配合技術創始者所

提供的規則，那麼你的成果將有把握與他們所描述的結果保持一致；而當你開始往系統預先承載、建構的現實過濾器界限之外看時，就可能會惹上麻煩。

我個人採取的是一種兼容並蓄的保健方式。頭痛時，我偶爾還是會服用一片阿斯匹靈；一旦真的病到爬不起來時，如果所謂的「自然療法」無法奏效，我也曾使用抗生素處方藥，但我並不盲目信仰任何一種方法。雖然我擁有兩個醫學學位，對我來說，更重要的是下面這個概念：**我現在所做和所想的，能提供我多大程度的自由？**任何時刻，我都要能夠做選擇，而不是發現自己被鎖在自己打造的觀念牢籠中。

在生命的每一刻，我們都會盡當時所能而做到最好。如果覺得自己此刻的資源不夠，我毫不介意考慮所有其他替代方案，並保持開放的選項。並非所有外科手術都不好，而對某些人來說，藥物可能是必須且有效的。我並不會只因為本體能量療法一天二十四小時都流過我身上，就不去尊重，甚至不使用任何可以利用的資源。

▌ 察覺解決辦法的言外之意

要記住，當你治療症狀或狀況時，你是在選擇（儘管有時是明智地）參加「我們對抗它們」的心理狀態。總而言之，這代表對醫學思維與實踐的認同，並沒有什麼不對，只是承認了模式中固有的限制，並尊敬其本質與特長。假如你跌斷了腿，你會想要，而且也需要一根拐杖。然而，如果想打破根深柢固的思維習慣，你會想要拋棄意識型態的拐杖。

醫界的每種治療方法，包括大部分所謂的自然另類療法，都是對症狀或狀況的反應。這種症狀／治療二元性，意指你出現了一種狀況（症狀），我就對那狀況開出藥方。這是一種以「刺激—反應」或行為主義者為核心的

模式，而且大部分都是在實驗裡以老鼠為研究對象所做出的推論。但你們當中又有多少人在讀這篇文章時會想到，老鼠的生理機能與生物化學特性到底和人類有多接近，以致讓我們的醫療保健業把基礎建立在牠們身上？

我在這個「刺激—反應」模式中注意到其中一個最大的問題就是，針對症狀進行治療時，不管你對此狀況做了什麼，都會為不想要的狀態增加能量，並走向越演越烈的趨勢。如果你是以治療的方式來對付一個狀況，就對它的存在投入了更多注意力，從而承認了它「現實」的正當性。當你這麼做時，會使得狀況本身變得更直線式、更容易預測，最後變得更自覺。而我能肯定，那正是我們不樂見的：讓狀況變得更自覺！

■「對抗它們」的替代方案

與上述方法相反，當我在「進行治療」時，人們常常很難形容我做了些什麼，或者那時發生了什麼事。一開始，他們甚至無法確定是否真發生過任何事——除了我揮舞著手靠近他們的身體時，他們忽然失去知覺這件事之外。更妙的是，他們發現自己的身體不自覺地蜷曲成某些姿勢，而這些姿勢通常很不尋常地和你可能會在瑜伽或氣功中看到的姿勢類似。因為這種情況是自動發生的，而且他們之前也沒有找過我看診，所以常常會認定發生了某些不尋常的事。你想要的是某種你無法以舊的方式來解讀或理解的事情，所以如果你無法理解你的經驗，也許就無法完全以舊的方法將它們復原。

我並未把本體能量療法當成是從百寶袋中掏出來，當作與某些疾病對抗的臨床工具。就其天性來說，它最好還是不要被用在「我們對抗它們」這種心態中，因為你會發現，從以二元性為基礎的架構中所感知、觀察到的任何事物，都會增加你所對抗那種狀況的強度。我向人們指出，這種對健康與疾病的態度，會將你的經驗堅定地附在以粒子為基礎或共識

的現實上。而我實行的是不一樣的處理方法：把人們當作處於液態或像波浪一樣的意識狀態中來觀察。照我的想法，人的身體是由光子所構成，而從這個量子觀點看來，我有更多力量，可在你生命轉換的過程中幫助你。

用這種方式來看問題，就能讓你的意識參與一個現實子集合，在其中，你可以利用一些特別的優勢。一旦你這麼做了，理論上，你就能在一個狀況或創傷發生的當下或之前攔截它，並觀察到後果有何不同。如此一來，你就預訂了一套新的可能成果，而這可能會改變你的情況與問題顯現的形式。

▋ 問題定勢如何成了大問題？

我相信意識進入創造或概念的狀態之後，會建立它自己的「形態場」[1]，這個名詞是由生物學家魯佩特‧謝爾德雷克（Rupert Sheldrake）提出來的。謝爾德雷克的假設是，每個物種都有其群體能量場，而這被視為一種集體知覺（group awareness）或「形態發生場」[2]。從意識的模式或觀點來看，每當你開始對某一特定形態場的資料庫增添新的資訊或知識，發展到某個程度時，它一定會達到一個關鍵多數（critical mass）。而在這個關鍵多數點上，一整個物種都可以同時覺知到一個新的訊息或行為模式，此一回饋系統就叫作「形態共振」[3]，或者更普遍的說法是「第一百隻猴子效應」[4]。

「第一百隻猴子」這個名稱來自研究人員目睹一座孤島上的某一種猴子學習新行為時所發生的事——在這個例子中，牠們學習的是在吃下馬鈴薯之前，要把外皮上的泥沙先洗乾淨。而在某個關鍵多數點上——也就是島上有夠多的猴子學會這麼做之後——忽然間，其他外圍島嶼上同種類的猴子也開始不約而同地以一模一樣的方法洗淨牠們的馬鈴薯。雖然這份報告在發表之初，被認為是真實的，但事實上後來還是被認定是靠推測，而非實

地觀察所得。儘管嘗試以種種方法澄清錯誤的資訊，但第一百隻猴子效應成了一個文化寓言，並以一種如同形態共振的方式廣為傳播。

另一個類似的研究發生在某一品種的白老鼠身上，這種白老鼠已被繁殖了好幾代來走水下迷宮。最初的那幾群老鼠花了很長的時間學習研究人員教牠們的游泳技巧，我不知道平均時間有多長，實驗室老鼠的生命週期可能很短暫。而當老鼠成功完成學習任務之後，就會被科學家犧牲，將牠們的大腦切開，觀察細胞結構是否有顯著的變化。如果說到有動機的殺人行為，這就是了！

這些老鼠一出生就被送去走牠們祖先走過的迷宮，幾代之後，研究人員發現，全國所有實驗室中的這一品種老鼠，即使之前從未見過迷宮，但在第一次嘗試時，牠們在迷宮游泳的技巧就和前幾代受過訓練的老鼠一樣好，甚至猶有過之。最後，最讓研究人員驚訝的是，所有這種老鼠一出生就具有走迷宮的天賦，即使牠們的祖先從未在實驗室中受過完成這項任務的訓練。

我做到了直覺跳躍，而我必須承認，這並未受到那許多來自有系統折磨老鼠的研究的大力支持。有一次我的一位教授問我，我告訴他的某個特殊的臨床治療主題是我自己的想法，或是有其他研究可支持。我回答他，我的構想是我自己的想法，而且與其再走過一遍那些研究所代表的舊思維領域，我個人是比較偏好能有前人未曾有過的想法。換句話說，我寧願「探究」，而非研究。所以我要提醒你，我將要分享的東西只是我自己的想法，而我對其中的內容負完全責任。

▋ 形態場的好處

形態共振的概念是假設每個物種都是由DNA充當頻率調整器，接受來

自形態發生場能量的指示，以決定生物實體的正確類型與構成成分。科學家承認，生物有機體周遭有微弱的電磁場，而每個成分都散發出電磁場，小至最小的原子結構都會。在形態發生的模式中，「場」會發出指示，通知DNA的硬體部分該製造些什麼。哈洛德・薩克斯頓・伯爾（Harold Saxton Burr）在其著作《生命場域：我們與宇宙的連結》（*The Fields of Life: Our Link with the Universe*）中提到，這個「場」就是藍圖。

而魯佩特・謝爾德雷克在一九八七年春季號的《心理學觀點》（*Psychological Perspective*）雜誌一系列精彩的文章中也提到這一點，其中一篇的題目就叫作「頭腦、記憶、原型：形態共振與集體潛意識」。

謝爾德雷克在一篇文章中指出，你在看電視時並不會認為螢幕的那個小小圖像實際上是由電視機的零件所產生的。電視機有個調整器，瞄準正確的頻率或頻道以便接收節目。如果弄壞電視機的零件，你只是阻礙了它接收節目訊號的電磁場所帶來的訊息場或模式的能力。

謝爾德雷克解釋道，如果將一塊磁鐵剎碎，你會有許多可以產生自己場域的小磁鐵。場域與生命的特性有關，每一個器官、組織、細胞與結構都有它自己相關的場域。謝爾德雷克相信，就是這場域決定了器官的形狀，以及它們所表現出來的質地與特性。從他的觀點來看，你會有父母的外表與特徵，並非來自他們的DNA——那只是硬體設備——更確切地說，你是從人類的集體場域下載了你大致的生物特徵。而你身／心的個別特徵與癖好，則是——至少部分是——來自你父母特有的形態場。這是造物主的藍圖或概念，提供我們建造「肉體之屋」的藍圖或概念。

謝爾德雷克將形態場的構想和卡爾・榮格（Carl Jung）提出的「原型」概念連結在一起，寫道：「如果有一棵橡樹，那麼就有一個代表橡樹的原型

模式或形式。」他假設，人類的集體潛意識為集體記憶提供了背景基礎：「我所指的是一個能夠運行於全宇宙，而非僅止於人類的相似原理。」

謝爾德雷克同時假設形態場影響所有一切事情，從植物的生長、鳥類遷徙的模式，到榮格所稱的「集體潛意識」。謝爾德雷克這麼寫：「有關形態場的全部重點，如同我們所知的自然，不僅變化多端且具有適應性。任何事情如被影響或隨機地強加一個模式，會在不違反任何物理定律的情況下，引發大自然一連串的作用。」

我同時也喜歡謝爾德雷克所提到的一個大學研究計畫。一個出生僅一天的小雞被放進一個房間中，房間裡有一個貼了母雞照片的機器人，這一機器人被設定了隨機移動的程式。總之，當那小雞凝視著它時，機器人的隨機程式就被切斷了。而這樣的情況在統計上達到了一個顯著的程度。情況正如我十多歲前青春期時所悟，小妞❺會一統天下。

無論針對何事，謝爾德雷克始終遵循著他的想法，大膽地將社會與超自然儀式的力量描繪得像是一個開始、建立並維持一個集體形態場的方式。「一般而言，儀式的本質是十分傳統的，而且必須以正確、並按照過去慣用的方式來進行。全世界的儀式行為都必須透過正確的動作、姿勢、言語與音樂舉行。如果形態共振正如我所想的那樣發生，儀式的傳統力量將會在所有那些無論於過去與現在進行儀式的人當中，毫無疑問地產生形態共振的情況。」

謝爾德雷克也談到為何各種的思維系統也可能有它們自己的形態場。他指出，畢竟我們都會稱某專業為某種領域（field），如醫學領域、工程領域等等。這對我來說非常有意義。我發現，如果有一種能讓我的客戶從中獲益的技巧或系統，而我卻不曉得該如何使用時，我可以直接地取用形態場中與我感興趣的題材有關的資訊與專門技能，遠勝於去參加相

關主題的一場學術研討會或讀一本書。例如，我曾經「借用」了中國針灸術的技巧，調和了某人的經脈。

那真的是我做到的嗎？我也無法完全肯定。我的意思是，你要怎麼客觀地驗證類似這樣的事情？當沿著這些「線」去做一些事時，我通常並不知道會得到我所需要的特定或相關資訊。在我的研討會中我告訴那些參加者，如果他們想要一次效果強大的經驗，可以藉由本體能量療法來「借用」我的能力。我經常閉上眼睛，並且借用我朋友鄧馬克（Mark Dunn）憑直覺得知事情的才能。當我這麼做時，可以感知正常情況下無法察覺的事物，就像千里眼一樣能「看到」東西。

我所談的事是可能發生的 —— 或者至少不難去想像這個可能性。量子科學已經顯示在量子領域內的效果具有非定域❻的特性。這是指在光子的層級，訊息是相互糾纏的。這樣的理解開啟了對於心靈感應（telepathy）等現象的門戶。你是否聽過「英雄所見略同」的俗語？從剛才所讀到的形態共振，就可以開始輕易地了解，要如何從無垠的宇宙智慧大海中汲取想法與概念，並且交由意識知覺。

我的重點是，當你將思維從一般的線性模式中解放出來時，可以開始直接進入使用、並結合來自零點能量場的訊息：有些物理學家稱之為「上帝之心」。這是我做本體能量療法時，用來強調「你其實不需要知道任何事情」的原因之一。你可以不用知道什麼，卻能在無所作為下而無所不至，這一切都包含在一體（One）的範圍內。

我相信思維的系統（就像治療的技巧）表現了它們特有的一種形式形態場的子集合，而且你可以為了自身的好處而使用這個概念。一種技巧的歷史越悠久，實際使用的人越多，該技巧就會表現得越強大有效。使用技巧涉及格式化的方法論❼與信念，並且藉著大師或該特別系統的創立

者而承傳到追隨者的手上。

有人總是告訴我，不要混用或配對系統，但我從不以為意。我天生就是固執與好問的個性，如果事情真如我指望的那樣發生，那麼我願意去信仰某些事情。如此，結論才不會淪為空泛的論據或理論，並且能真的成立。假如你想要隨波逐流，悉聽尊便，但我不想庸庸碌碌。如果成功的機會看起來不大，那我就會努力自保。

舉一個名為「靈氣」[8]治療系統的簡單例子為例。我相信某些力量顯然投注在靈氣的符號上，而從事靈氣治療者輕觸與傳導的能力，也與形態場的某些概念頗多相通之處。假如形態場並不只是積極地表現在生物的物種中，同時也存在於種種的思想與信仰體系中，那又會是怎麼樣呢？每一種治療系統或思想學派在其能量的核心都包含一個非常特別的形態場。集體心智意識或能量一致的每一個人，都將可以完全接近並使用該系統的訊息場與力量。

實行靈氣療法，或其他任何治療系統的任何技巧，有點像是寇克船長用「企業號」上威力強大的光束炮一樣[9]。如果思想或感覺的技巧和系統真的建立了它們自己的形態場，一旦你適當地掌握了，就能讓它們成為一個可能的現實，例如，你如果是個靈氣治療者，就可以接近並使用同樣的力量。這也許就是為何有這麼多善用這些技巧的大師強調要遵守規矩，並且跟隨他們的作法。當你全心地投入這些技巧或儀式時，將與他們一直觀察與建立的現實子集合合而為一。

曾經開業從事過任何學科或專業領域的人，他的知識與經驗都要提供給其他已與此一共識現實（consensual reality）臍帶相聯的任何人共享。其中的關鍵，就是你要與某事完全地共振，於是在本質上，你就變成了他。如果你沒有全心全意去做，就不會奏效；**你必須完全體現它**。一旦

你體現它，就被連接上了那個形態場的電力網，而且與它共振。此時就是那神奇的，如奇蹟般顯現的療癒發生之時，因為你與一個巨大的宇宙能量資料庫連接起來──如此之下，任何事情都有可能發生。

最近我的辦公室中就出現了這麼一個有力例證。我有一個客戶患有顳顎關節功能紊亂症候群多年，並因此痛苦不堪。無數的牙醫與齒列矯正的專家都曾嘗試著要解決她的問題，但總徒勞無功。一位執業醫生曾堅持要以外科手術的方式將下顎一分為二，然後再塑模重建，他認為這才是徹底解決之道。這可真是為客戶量身打造的整修門面工程！醫生向我的客戶保證，這是治療此問題最傳統、且廣被接受的一個方法。但是，她決定不要動手術把下顎切開，然後就再也沒回頭了。

有一天，她來到我的辦公室，並告訴了我這個故事，而我忽然間受到我那些引導者的啟發。她告訴我她曾經就此問題向一位新的口腔外科醫生尋求諮商。我對這醫生有一種很好的直覺，我想：「我可以和這傢伙合作一下，他知道一些很棒的事情。」我的引導者告訴我要將這名醫生的知識建成一塊模板，並將這模式植入我客戶體內。我並未詢問要如何完成這個任務，我只是舉起我的右手，並且想像看見自己建立了一片光碟或全像圖。當我看見，並且感覺到它已完成時，我在精神上將這個模式釋放進入她的能量場中。結果迅速呈現，並且令人驚愕。她輕輕地倒向我的按摩檯，並且陷入沉睡。

當她回神恢復意識知覺時，臉上的笑容比正午的太陽都來得燦爛。她移動著下顎，從一邊到另一邊，高喊著：「所有的疼痛都不見了！」那個禮拜稍晚，她又回去找那個我向他「借用」學問與技術的齒列矯正醫生，而他簡直無法相信眼前的事情。她說，那醫生先是仔細看著她的X光片，然後開始迅速地掃視他的筆記，「我不相信，這怎麼可能？」他曾經如此仔細記錄與粗略列出來的臨床特徵全都消失無蹤。為了維持身

為一名醫生的信譽，他需要知道我到底做了些什麼。不像我們之中許多面對新資訊的人，他接受了眼睛所見的證據，然後開始感到好奇。我的客戶告訴我，那位醫生很快就會送來一些用來測試我的案例。

一位本地的神經專科醫生從他一些病人那裡聽到關於我的事。好奇之下，他送給我一個測試的案例，是一位有著多種症狀的婦女。她在晚上睡不安穩，有時根本睡不著；她全身肌肉疼痛，還包括一種討厭的顳顎關節功能紊亂症候群的情況。但是，最嚴重的問題是糖尿病的症狀，但卻對胰島素不起反應。由於我在本體能量療法中所教的那些原理，他們來辦公室拜訪過幾次後，所有症狀都迅速得到改善。神經專科醫生被激起了好奇心，決定前來拜訪我。

在一個周六的早上，一位英俊的年輕人緩步走進了我的辦公室，並且真誠地向前握住我的手。我既困惑又有點擔心這會和看診時間衝突，便問他是否是新的客戶。我當時擔心辦公室同時段預約了兩個人。他笑了起來，告訴我他就是我等待的醫生。這個男人輕鬆與愉悅的個性讓我卸下心防，但又有點手足無措，我以雙手緊緊握住了他的手，溫暖地歡迎他。

他安靜地坐在我診療室的一張備用椅上，當我對我們共同的病人進行治療時，他極度專注地盯著我看。他開始斜傾著頭，橫跨額頭的皺紋越來越深。我想：「嗯，現在我要開始了！」忽然間，他從椅子上彈起來，穿過房間，來到我站立的地方。他的臉孔露著恍然大悟的表情，用手緊緊扣在我的肩膀上，並且大聲說：「你是在操作量子本質場（quantum reality field）！」我咧嘴露齒而笑回答：「是的，我想我是的。感謝你的察覺！」他的回答是：「酷！」

現在，還有一個故事可以讓你知道，如果你能夠連接，並且放下恐懼與限制，就會有多少唾手可得的知識與力量。最近，我在聖地牙哥一場大型的

討論會中執教，一名有著寬闊心胸、笑容可掬的大個子紳士在練習過程前來找我。他溫暖地擁抱我，並且熱淚盈眶，說出了下面這個故事：

「我是一名整形外科醫生，在沙烏地阿拉伯附近的杜拜執業。一個月前，有一個朋友介紹我上你的網站。我看了你那些能力分組的錄影帶，並且被迷住了。」

「你在那影片裡展示對脊椎不正常側彎的矯正。我看見你以指尖輕觸她背後兩處，突然間她看起來就像要昏倒的樣子，並且緩緩地往下倒在地板上。我很驚訝，當看到她恢復清醒、重新站起來時，她的脊椎側彎毛病馬上恢復正常了！我決定了，如果你能辦得到，我也可以！」

「在我的診所裡有一名二十八歲的婦女，她有脊柱後凸症（她的中段脊椎有不正常的凸起，也就是駝背）。就像你在影片中所做的那樣，我輕觸她背後兩處地方，然後她似乎暫時失去了知覺。」

「過沒多久，當她醒來時，我大為驚訝地發現，她脊椎的狀況竟然完全被矯正好了！以她的案例情況，即使使用外科手術也很難將她醫好。連續三周，我都要她來我的診所，我想她的情況可能會復發，但結果並沒有。在第四周，她問我接下來要怎麼做，而我所知的也就不過這麼多。我查詢你的網站，看見你這個周末要在加州教課，所以就跳上飛機。這也是我現在為何在這裡的原因。」

我們兩人都熱淚盈眶，並且就像失散多年的兄弟一樣熱情擁抱。他當天殷勤地將他的故事告訴每一個前來參加的人。對於能夠教授這些觀念的恩典，我滿懷喜悅與感激。

如果你透視每個人的信仰系統，你只會看到那些被允許通過他們感知過濾器（perceptional filter）的事情。在《我們到底知道多少？》（What the Bleep Do We Know？）這部影片中，講述的是當哥倫布來到新大陸時，有一些原住民部落完全無視於那些下錨停泊在海灣裡的大船，即使就在他們的眼前。在他們之前的經驗中，對於這樣的物體或事情缺乏認知，所以他們的心智自動就刪除了這些並不符合已知現實觀點的訊息；這並不是主要經驗模式中的一部分。然而，部落的巫師可以看到水面擾動的波紋，而藉著搜尋他不知道如何看見的東西，轉換成一種藉用不同的方法看見的狀態，於是他終於看到了大船，然後可以指點部落的人同樣看得見。

有趣的是，作家雅麗山卓·布魯斯（Alexandra Bruce）在她引人入勝的《又真的知道什麼》（*Beyond the Bleep*）一書中說，她對這個在電影中完全揭露的故事感到驚訝；她稱這是「一個沒有事實根據的鄉野傳說」，她並聲明，從沒有人能夠追溯這件事的來源。她說的可能是真的，但是我還是喜歡這個故事。這只是另一個我喜歡稱為「有用的虛構故事」的另一例子。這故事可能不是真實的，但在刺激你內心對渴望卻看不見的事物跡象進行思考的這方面，卻絲毫不會削弱它的價值。如果它能幫助你去拼湊出「船」的全貌，我完全不會在意它是否只是航行於虛幻之海上。

每天早上我醒來後，都會尋找在進入一個獨立的現實世界後才能看到的「狀態」之船。每天，我都會問自己：「有什麼事物是我所感受到，卻無法思考或理解，但能夠改變我對於自身關切的那些好處的洞察？」東尼·羅賓斯[10]曾談到「問問題」的力量。他建議你每天問自己五個能擴展範例的有力問題。如果你習慣詢問自己的腦袋一個截然不同或更有力的問題，最後它會與整個過程結合，並且開始為你產出更多強而有力的答案。

▋ 做好瘋狂的準備

我們可以用西方現代社會從未經歷與了解的思想為例，例如薩滿教的世界觀，它包含了一種對多重現實的覺知，在有經驗的薩滿巫師引導之下，我們可以輕易進入這多重的現實中。對我們來說，通往黃泉的旅程只能與某些我們已經認可，或至少曾有所耳聞目睹之事物相比擬，例如榮格有關積極想像（active imagination）或視覺化（visualization）的概念。但對於薩滿巫師和他的文化，主要的薩滿教概念是來自於天上與地下的世界，就和他們所稱的「中間世界」——亦即我們西方所唯一承認的現實，是同樣的真實。

一個被貼上精神分裂症患者標籤、並且被迫與世隔絕或被投以會明顯影響心理或精神藥物的人，是因為強加在他身上「對於現實的正確觀點」而遭到如此的對待，若是他這些精神上的天賦或能力被放在其他的文化當中，有沒有可能會被當作罕見與極具價值，因而受到重視？這絕不是暗指我認為薩滿巫師就是精神分裂症患者，或精神分裂症的患者應停止服用他們的治療藥物，並且去打鼓搖鈴。我只是要提出，也許對某一種思維來說，看似瘋狂之事當在不同的規則與適當的背景下，卻可能是一種相當實際的世界觀，甚至是一種不可或缺的技巧。

你所能夠思考與感知到的程度，限定了你所能夠達到的極限。所以，如果你在一項特別的技巧或任何被採用的思維當中學到一套特別的規則與信仰，你就會被戴上那個技巧或系統的眼罩。那是一套符合你期望的規則。若你開始質疑，或從一個不同的觀點來看事情，就會冒著風險，去顛覆自己以往種種對現實的假設。這就像物理學家們至今仍大惑不解的現象，為何在你注視著電子時，它的行為就像粒子？但當你以另一套的期望或完全不去管它時，卻呈現出其應有的波模式？歡迎一起見識觀測者效應（Observer Effect）。

現在，如果你對於生命中所獲得的成果感到心滿意足，而且也有能力將你所專注的事情具體呈現於世，那當然就如吉米・罕醉克斯⑪所說的：「老兄，繼續玩吧！（play on brother man）」不論如何，如果對於事情運作的方式並不滿意，就要了解你有充分的能力去用不一樣的方式來觀察並感知現實。但請不要把我現在所要說的事情當做是荒謬的偏激言論。人生於世，常識是非常有用的行事準則。如果我開車上路，奔馳的車子從身旁颼颼掠過，我可不會忽然決定要嘗試讓我的車子共振，並穿越前車的後方。你一定聽過，偉大的科學發現常是出於意外，但可不是這種意外！我知道玄學家們喜歡說「天下沒有意外之事」，但也不表示我本人想要引發一場意外！

▍打造現實的力量

我真的建議，如果你要以一種不同的方式來觀察現實，就要去打造一個幫助人們提升，並且朝向偉大的現實。例如，一位我有幸向他學習的大師──按摩脊椎治療醫生維多・法蘭克（Dr. Victor Frank），他發展了一種測試與治療人們的反射系統，稱之為「身體全面改造」（Total Body Modification）；在過去的三十年當中，它已經自我驗證了；實施此法能對付大部分讓人類飽受折磨的疾病或情況。他打造了一個現實，如果他測試客戶肝的反射作用，而客戶的對應肌肉會變弱，那就表示肝有問題。

僅僅簡略地了解問題不能讓他滿足，於是他設計了一個矯正系統，大部分的矯正是在脊椎上依序進行──每一個器官反射區都有不同的矯正次序。所以，當你測試肝的反射作用，並按照技巧操作，然後再重行測試，那肌肉的反應部分就馬上變強了。那又怎樣呢？照著這樣做，似乎也不會發生什麼大事，除了剛才你操作的地方，也就是在共識現實中的

那個小毛病，肝病的病情有時會反轉。但我不認為像這樣的事情會在每件案例上發生，並在統計數字中呈現意義，你覺得呢？

我曾經參加過一次「身體全面改造」的研討會，當時有一名年輕醫生站起來，並且說了一個故事。當他參加完我的基礎專題討論會，回到家後，他發現在他父親身上的攝護腺反射區的反應微弱，這並不令他特別驚訝，因為他父親最近才被診斷出罹患了攝護腺癌。而新轉換使用的「身體全面改造」確實發揮了所謂的矯正功能，而肌肉反射的情況顯示攝護腺反射區的問題已被「修復」。如果你在此時離去，未將故事聽完，這只是一個有趣但並未達到震撼程度的故事。然而，在你做決定前，先聽完故事的其餘部分。當那醫生的父親又回去看醫生時，所有的檢測結果顯示，他的癌細胞神祕地消失了，而他的攝護腺特異抗原（PSA）值也恢復了正常，這表示他的攝護腺很健康。現在你會怎麼想？我想，「托托，你已不在堪薩斯了！⑫」

我的執業合夥人鄧馬克醫生看著「身體全面改造」和其他一些奇特卻有效的技巧而自我思忖：「這不是蒙古大夫在賣膏藥吧？這根本不可能有效的。」他曾在我離開診療室後，將我的病人拉到一旁，並且問他們：「放心，你可以告訴我實情為何，到底發生了什麼事？」而他們則會回答：「噢，你真幸運，能夠和他一起進行研究。他幫了我這麼大的忙，如果沒有他，我真不知道該怎麼辦……」等諸如此類的話。這些事情只能使鄧醫生咬牙切齒，幾乎抓狂。他以前早上來到辦公室時會說：「早安，我今天有告訴你，我有多恨你嗎？」而我想在他所說的話中，只有部分帶著開玩笑的成分，因為他從我這裡知道的東西，完全動搖了他健全、穩定的世界，並且常常與他在醫學院的所學背道而馳。

他監看著我達九個月之久，一開始還和我與病人一起坐在診療室。在某種程度上，他可能痛恨著待在裡面的每一分鐘，當他開始替自己的客戶

看診時，他嘗試以「身體全面改造」來治療一個情況極糟糕的長年便祕客戶。馬克自己想：「反正不會有什麼損失，我也沒什麼好怕的！」所以，他就針對測試結果微弱的結腸反射區進行治療。

後來所發生的事情絕對和安慰劑無關。鄧醫生完全確信，而我也相信他下意識的身體語言也將「什麼都不會發生」的訊息傳給了病人的知覺。而這場即將展開的戲劇性事件完全出乎兩個當事人的意料之外，那名病患忽然覺得她長期蟄伏的腸子隆隆作響，然後就拔腿奔向廁所。這就是我朋友第一次使用奇異的「巫毒醫術」的親身經驗。此一經驗使得鄧醫生對於「身體全面改造」提出新的詮釋：令人驚奇的「完全腸子運動」（Totally Bowel Movement，縮寫亦為TBM）。

接下來的幾個病人，他也試著採用同樣的花招，但並無顯著的治療效果。他問我到底是怎麼一回事，我說，希望他能享受蜜月期的快樂，因為從開始直到全面奏效——歡迎來到令人沮喪的「身體全面改造」世界。有時生命是一個滑溜的斜坡，而我們確實會滑倒。馬克後來在無意間做了某些我認為是測試治療成果現況的明智之道；他工作得如此努力，並且對每一個造訪的客戶都卯足全力，而他們總是無可避免地會在門診時嘔吐。對此新發展，他並未去質疑自己所做的是否奏效；他現在知道了，事情只是沒有朝向他要的方向發展。

在每個前來看診的人嘔吐之後，鄧醫生下意識地選擇了一個安全的結果，如此他可以使用理性的心智來做客觀的驗證，以確認某些可以觀察的事情正在發生。過了數月，他已能夠控制這個因他的熱心態度而呈現的討厭副作用了，從此之後，他不斷地改進自己的技巧。

我在不久前接觸某些我認為對於本體能量療法的發展是極重要的事情。它有點像是在雷根總統執政時，國務院和蘇俄談削減軍備時的態度：

「信任，但要查證。」當你在從事任何的任務時，總是需要一個可供檢核的標準：「它是不是在做我認為正在進行的事情，或並非如此？這是某些我可以相信並信任的事嗎？我可以信賴它嗎？」但總是會出現一種類似「第二十二條軍規」⑬的情況，因為在我的經驗中，只要你相信某些東西，並且相信它，接著你就可以信賴它。這和我的靈性導師所說的頗有相似之處。煉金術的顯現形式與靈性的掌握都有公式可循，其中潛藏的困難是，當你找到公式時，其實已經不再需要它了，因為你已在尋找的過程中變成了公式。

如果我們接受某些被現在的物理定律所設的限制，從諸多方面並更大範圍的來看，現實即是你所造就出來的東西。或者，換另一種方式來說，現實是依循你選擇如何與其互動來界定。你想要和你構想中的現實一起作用，重新建構它的意義，如此每當你試著要改變自己或他人的生命情況時，就會開始得到可以信賴的結果。好消息是，就像生命中其他的許多事情一樣，你如果能夠持之以恆、勤奮不懈地練習，就可以做得更好。我想你愈用極其特定的方式專注在你的目標上，你愈能接通進入形態場的宇宙力量，其中包括了你想要達成結果的能量藍圖或多維條件。你只要不停地摩挲擦亮那盞神燈，直到精靈現身。

▊ 建立你自己的贏家方法學

正如我稍早所說，在本體能量療法當中，我們並不喜歡著重在「狀況」上，因為這麼做只是雪上加霜，讓情況更為嚴重。但在某些案例中，一個特定狀況的共享現實可能會有點令人難以接受，例如癌症的例子。如果你認為癌症也有自己的形態場，或許你可以開始去了解這個問題的可能強度。我們必須將各種因素包含進去，例如每一個曾經得過癌症的人、每一篇曾發表過並相關的醫學文章或文本，以及所有曾經試著要用

來治療它的方法、醫生及機構。此外，還有大量有關疾病或死亡的活躍話題與信仰。

它是一個巨大的能量場，而你不會想要去和那樣的場域做一對一的對抗。你必須走到該現實已建立的規則外面，因為你在那遊戲中很可能會贏不了。你必須要重新界定戰線。理想的情況是你完全不要與這麼龐大的一個情況作對。傑出的草藥醫生約翰·克里斯多夫（Dr. John Christopher）曾說過，沒有治不好的病，但是確有無藥可救的人。

如果你無法克服你正在努力的一個特定問題，那為何不乾脆把規則改變一點點，並且試試某些前所未有的方法？當然，如果你聽到那個由直覺引導、且細小平靜的聲音，如果它的建議似乎令人振奮，並且有所助益，那為什麼不給新概念一個小測試？你永遠都不會知道，你也許正站在一個新現實或可能性的門檻上。或許你可以發展一個新的系統，並且變成一位擁有自己專利權的技巧大師。改變規則，如此你就有可能不會老是拿到你已經有的東西。

當你在學開車時便可以了解到，每個人都願意按照一套既定的規則行事。大家同意左轉或右轉的意義，雖然不見得每個人在轉彎時都會打方向燈。同樣地，要觀察我們大部分人都顯然有共識的現實，亦有規則可循。例如，當你往下看到地板時，你相當有把握，它不會從你的腳下溶解——當然，除非你是在迷幻搖滾的年代中成長，並吸收了太多的時代文化。或者，你花了太多時間緊盯著旅館的地板圖案！

▌將現實量子化

今日，我們了解量子物理對我們感知現實的方法具有漣漪效應（ripple effect）。在最近的紀錄片《我們到底知道多少？》中有一個可以將「我

們的現實如何構成」轉換為現實的範例，以供我們做為參考。一個原子結構的傳統模型非常明確，並且容易理解。在此模型中，原子被描述為包含一個中子與一個質子的一個原子核。在原子核的周遭，電子被想像在一種接近橢圓形、且可完全預期的軌道上環繞運行。不過一旦量子物理學家開始仔細地觀看這個模型，我們就可以知道電子並不是真的用這種明確的方式運作。

它並未以剛才我所談論的那一種合理的數學公式運作，實際上電子看起來是以一種更為有趣，但卻難以概念化的方式運行。根據一個量子模型，電子是在多個機率軌道（probability orbits）上運行，只有在我們對它進行觀測時，它才會變成一個可預期的運行軌道。在我們的意識進入觀測電子運動路徑的那一刻，它就在此一現實中具體成形。透過與我們互動，電子從受到我們觀測的有限範圍中，「選擇」出無限可能的機率軌道。換句話說，當我們以那種方式觀察時，它似乎從無法預測的波狀態變成一個以粒子呈現的實體。所以，當我們沒有盯著它看時，我們真的不知道電子在幹什麼。

你現在明白你的觀測有多重要了嗎？當意識進入此一公式時，據說會使波幅崩縮[14]。在次原子的層級，這樣的說法曾被反覆驗證：你無法同時觀測一個粒子的動量、速度與位置。如果你以測量它的方式來決定它的某一特性，最後總是會偏離由定理直接推論的結果。幾年前完成的一個實驗中，科學家在 個超冷的真空裝置中降低光速至時速三十七哩。當他們這麼做的時候，居然觀測到這個真空裝置裡的分子位置完全消失了！

▌ 量子概念應用在日常生活中

所以，當我首次向任何人介紹本體能量療法的原理時，我都要他牢牢記住「觀測者效應」。

你認為你是由物理的固體物質所構成，所以你的問題也是物理的。但是情況並非如此，如果我們將你一路縮減到最基本的基礎結構，我們將會發現你是由重重井然有序的階系零件組合而成（就好似你是台立體音響一樣）。在某種意義上來說，你的身體甚至不是以你被教導所理解的方式真正存在。容我解釋此一主張的意思。

身體是由各個有機結構所組成。這些結構是由如呼吸系統、消化系統、泌尿生殖系統等構成。這些系統是由各種特定的組織所形成的器官所組成，這些組織又是由各種不同形態與機能所分類的細胞所組成。細胞是由碳基的分子所組成，而分子又是由原子所組成。

到了此時，我們物質性的線性模型（linear model）開始碰到一些麻煩了。原子核有兩個構成的成分，就是眾所周知的中子與質子。就如同我稍早的解釋，電子在機率軌道上環繞運行。據了解，當科學家們嘗試要測量或觀察「實際的」軌道時，其測量的行為會將波原來形成某種軌道的可能性瓦解掉。因為我們觀測的行為將瓦解或限制了所有其他可能的結果，所以此時將有更高的機率產生新的軌道。

事實上，在次原子層級的所有一切都容易受到「觀測者效應」的影響。如果你追蹤到它到至今所發現的最小單位，就可以找到質子，它是光的基本單位。正如我已說明的，質子可以用粒子或波的形式存在，但會依照觀測者的影響力而有所不同。如果觀察的動作改變了被觀察者的形式或行為，那麼意識在這樣的前提下就必須被視為一種有效且極為重要的元素。從某種真實的意義來說，組成我們所稱之為物質世界的物理元素，在人為的觀測之下便躍為真實存在的實體。我們身為物理存在體的本質基礎是：我們是由光與訊息（或是意識）所組成。

讓我們來看一個真實發生的例子，藉此說明這個說法與你的關係。一

位來自加拿大的男士前來看診，看我是否能對他的五十肩⓰毛病有所幫助。這是一個讓人很痛苦的症狀，大幅限制了肩膀與手臂的動作。它的臨床治療過程既漫長又緩慢。當使用外科手術或物理治療時，常常似乎沒有太大的幫助。事實上，你很可能會被送去疼痛管理診所學習如何與疼痛終生相處。當時我對這些案例進行治療的結果，往往沒有太出色的結果。然後，在為這個男人看診期間，出現了突破。

當他來找我時，他的症狀已經出現了六個月，而且並無任何改善的跡象。在他告訴我，沒有一個人能夠幫得上忙之後，我想：「你竟然會期待我做出任何不一樣的事情？」我花了一個多小時的時間努力地想要幫他減輕痛苦，並且擴大患處可以活動的範圍，而結果不過是出了一身大汗。我那時並不知道，但當下確實陷入了我現在所稱的「問題定勢」中。為了遵循「問題定勢」的遊戲規則，你必須看到問題，並且理解到所有曾經嘗試要做出不同成效的人都已告失敗，而當你曾在任何事情上失敗時，終其一生將不時地想起它，同時不免加油添醋，最後會有無計可施的感覺，並且揮之不去。不過現在，你肯定已經備妥了開創新局面所需的工具，不是嗎？

就像是一隻喪家之犬，在我即將承認失敗時，我直覺聽到了笑聲。儘管這必然是出於我自己腦子的幻想，但此一無形的笑聲似乎從房間的牆壁中彈射出來。一個像是出自於其中的譏誚聲音說著：「看他做得多辛苦啊！為什麼他會覺得自己必須要這麼做？」而另一個似乎從房間角落冒出的第二個聲音回答：「那是因為他的自尊感太低。」

「沒錯，」第一個聲音贊同道：「他這麼思考，是因為他小時候就是這麼被治療的。」第二個聲音發出隆隆的笑聲：「只要想像它不在那裡就好了嘛！」「呃？」我想，並且凝視著我病人的五十肩。我對於周遭發生的奇特情況大吃一驚，便踏出了以問題為依歸的共識現實。我當時能

夠「洞悉」，而不只是「觀看」，就像卡洛斯‧卡斯塔尼達❿ 書中所描寫的唐望❼一樣，而那五十肩就不藥而癒了！

四年後，我又碰到另一個抱怨五十肩的男人。那天早上我大約遲到了二十分鐘，當他看起來相當不悅且身體痛苦地坐在我的候診室裡時，我卻還能心情愉悅並嘻嘻哈哈地笑著與我的病人和職員交談；這讓他的傷還加上了受辱的痛。

終於，當我如一陣輕風般穿過門而進入診療室時，他坐在那裡，面帶怒容。我拿起他的病歷，看著上面的資訊，並且說：「我看到你的左肩有五十肩的問題。」他點頭表示同意。而接下來發生的事情，他告訴我，永遠改變了他對於現實由何構成的看法。

我微笑，握著他的右手，並且在直接看著他眼睛時告訴他，他的五十肩已開始被我溫暖的人格所融化。不讓他有時間去思考或回應，我順著這段話說，「肩膀」一詞只是由這個共識現實對於某些現在並不在那裡的東西所下的一個定義。一說完，我立刻就抬高他之前無法動彈且痛苦萬分的手臂，並且向他證明，雖然他的症狀有些令人困惑，但其實一點都不嚴重。他再三查看，肯定還有一些震驚，接下來就是開懷地捧腹大笑。當他再度恢復正常意識，便向我大喊：「我知道你為什麼那麼高興了！誰不想要有一份像這樣的工作？」

你看，在第一個例子中，我來自於一個暗指生命即是掙扎受苦的信仰架構，我必須十分辛苦的工作，才能充分幫助我的客戶。我們兩人都預期，其實我是幫不上什麼忙。我完美地「觀想（out-pictured）」了我們的共同信仰與交戰規則（「觀想」是指在你的心靈之眼中製造出一個畫面，投入情緒的能量或充電，然後就擁有這個圖像的經驗，而它也會如實般地承擔責任）。這樣的遭遇成了一場戰鬥，我在戰場中對抗著他的症狀。

在第二個例子中，我確信他的症狀根本是虛幻的，並且進入了一個「量子化」的領域。從那個心態出發，五十肩只是由原子、細胞、電子、光子等構成我們在共識現實中可能選擇稱之為「肩」的一個組合。現在，如果「肩」到了最後只是高能光子的一個模式，那麼就可以根據我們觀測的角度而重新組裝。這使得問題不會那麼讓人望之卻步。

就像我們會信服我們的現實與診斷是正確的（即使根據梅約診所[18]所匯編的統計數字，那些診斷在經過驗屍後證明有半數是錯的，而且錯得離譜！）一樣，我們可以同樣選擇要不要相信這個問題。我說這些並不是不在乎人們所受的痛苦，而是要指出，在另一個同等真實程度的現實中，問題和可能的解決辦法都是輕鬆愉快的！遵循我的引導者那看似傻呼呼其實卻睿智的忠告：我想像它「不在那裡」，而它就不見了。看看你的感知與信仰架構所能造成的差異。

就在最近，在本體能量療法網站的留言板出現後，人們就不斷地告訴我，他們只靠著閱讀這些資訊就學會了該如何應用其中所教的事情，也知道要怎麼實現這些事情。一位脊椎按摩治療師只是看我貼在網站上的能力分組錄影帶，就學會了如何應用「兩點」（Two-Point）及「時光旅行」（Time Travel）的概念。這位醫生將他的經驗寫在留言板上，描述一名腳趾斷掉的病人上門求助，他便照著示範錄影帶中的動作做，在概念上先以時光旅行至她的腳趾尚未斷掉之前，而當他托住她的腳時，他手上的骨頭忽然間移動了，並且在受傷的地方施用「兩點」。過了兩分鐘後，她走出了他的診所，不再痛苦也不再跛足。

另一位留言的婦女認為我說的「時光旅行」意義非凡，並且聽起來具體可行。她進行了實驗，並且毫無疑義地進入了本體能量療法的形態場，並且體驗了下列的結果。她寫著：

嗨！在讀了此網站上某些有關回到過去（時光旅行）的資訊後，我試過了，並且能夠回到我四歲的時候。我們搬家了，離開了呵護我及愛我的親人，而從那以後，我就完全無法體驗到愛與呵護。終於，在昨天晚上，我能夠記起被呵護的感覺，這是我從四歲之後頭一次有這樣的經驗。我又重返了青春，成為一個青少年。現在，我可以感受到心輪[19]逐漸打開。所有這一切，都發生在我拜訪網站與這周三聽到理查在收音機上的談話以後。

對我而言，這樣的留言就像是來自天堂的天籟。像這樣的經驗讓我更堅信了自己一直以來所遵奉的佛家「正命」[20]哲學。

即使我對自己獲得的兩個醫學學位頗引以自豪，但在我的辦公室裡，我卻正要脫離醫學的模式。如果你仔細想想，醫生成了你付錢給他，讓他把你當成有問題的人來進行觀察。正確地說，事實上一名醫生的工作就是根據你的症候與臨床的發現，排除最可能致命的疾病或狀況。這是一份令人無法舒服的工作，但總是得有人去做這份工作。醫生必須生活其中的現實，經常必須去監視與思考那些可能發生在他病人身上最糟糕的事情——畢竟，你並不想要他錯失任何事情。在傳統的醫界，顯然時常偏向過度的診斷。我在就讀於醫學院時曾有人告訴我，如果有四十歲以上的男子因疼痛來看診，疼痛的位置如果發生於鼻子與生殖器之間的範圍，首要排除的就是心臟病的可能性！

我並不是說診斷與治療沒有必要。它們界定了在我們這個國家現存的衛生保健範例。對於醫學已經被提升到如此精確與博大的層次，我心存感激。但是外面有這麼多的優秀醫生；也許我毋須再用所有的時間與精力，煞費周章地去做已經有許多人做得極好的事情。

我從音樂的觀點來審視這件事——音樂是我的初戀。你不會期盼詹姆

斯‧泰勒[21]唱起歌來和吉米‧罕醉克斯是一個調調，他們是兩個經由自己的心境與覺知來詮釋音樂的獨立個體。如果對音樂家設定一個標準，就像是對醫生做同樣的事，這會發生什麼情形呢？那音樂家豈不是要配合愛樂人士所接受的標準，而必須能夠像吉米（或詹姆斯）一樣地去演奏或表演？

那就是我選擇攻讀脊椎按摩療法與自然療法學位的原因之一，因為這些專業依然信奉兼容並蓄的精神。在我們為了醫療科學已臻於完美成熟而讚賞不已時，讓我們也不要遺忘或拋棄了醫療的藝術。在醫療者的心裡與靈魂中，總是要存著對應枯燥醫學知識與程序的另一面。而這是一個人無法在醫學院裡選修而學到的一些東西。

在本體能量療法中，我們選擇了有別於依賴「診斷與治療」保健思維模型的不同路徑。我們維持一種知覺的狀態，並且和客戶們進入一種能量的和諧，為他們維持一個薩滿文化會稱之為「神聖空間」（sacred space）的地方，如此他們便可以有選擇獲得不同結果的自由。麻煩之處時常在於，從未有人以任何具有真正說服力的方式告訴你，你也可以有所選擇。

所以，最後在眾多協助下，你就是為你自己所體驗的現實訂立規矩的那個人。如果你注意到，你為你的現實所制定的這套規矩成效不佳，你可以行使你選擇的自由權，釋放某些負面或限制性的信仰與概念，那豈不是很棒嗎？如果某些事情並不見效，而你明白，自己其實有權力去改變它，你難道不願意嘗試改善結果，讓它更符合你內心深處的欲望嗎？這使我想起，我的其中一位心靈引導者曾告訴我的一些話，那些話是源自於「寧靜祈禱」[22]中的句子，但卻做了一些更動：「神啊，求祢施恩於我，讓我能以一顆寧靜的心，接受那我無法改變的事情，賜予我力量去改變那些我無法接受的事情！」

還記得我在稍早之前對那個患了五十肩的男人所做事情的例子嗎？我選擇以不同的、充滿愉悅的方式觀察它，解構那令他疼痛難耐的問題經驗中的每一元素。首先，我告訴他：「它沒有被凍住，它已經開始被我溫暖的人格所融化。」第二，我告知他，那不是一個肩膀。在我選擇維持的現實中，他的肩膀僅只是意識波前[23]與組成他的虛粒子[24]的一小部分。最後，為了要與量子的可能性狀態一致，我使我的覺知在不知不覺中進入了一個以他的肩膀、而並非以問題存在的領域。既然我以極大的信心選擇了將可能會具體呈現完美結果的狀態，他肩膀的物理物質全像圖當然也進行了實際的轉換（transformation）。

我有一個主張，強烈懷疑物理學家編造了許多有關虛粒子的事情。我們有美麗的數學方程式來描述它們，但它們是如此細小，事實上沒有人曾經看到它們。我們以間接的方式來測量，就是直接測量被它們改變的環境。

也許這就像我們染上感冒的情況。我們並未真的看到病毒，事實上感冒並不會直接引發症狀，而是我們體內的免疫系統回應入侵的病菌或微生物所引發的一連串反應。我們從未直接體驗過感冒，我們真正所體驗的是我們的身體嘗試殺死病毒的過程；而在大多數的情況，這就是我們各種症狀的源頭。也許在某方面來說，量子物理學家的虛擬粒子就是我們現實中的病菌，但我們的意識對它們的反應才是我們真正注意到的現實經驗。

物理學家推論，由於虛粒子是如此小，並且通常只存在於極短暫的時間中，不過它們所存在的空間卻可以包含了無限的能量。想要了解這個實驗所代表的真正意義為何，只要想像我們將原子分裂時能夠釋放出來的威力就行了。在一眨眼的時間中，整個宇宙就可能邁向生存、死亡或解體。因為我們無法測量它，它可能擁有的物理性規則便尚未被破壞；一旦我們可以看見，我們必會觀察到它遵守它理應遵從的規範。

只要你沒有真的試著去讓任何事情發生，你的內在就始終藏著那把通往無限力量與可能性的鑰匙。既然你是由量子物質所組成，當你任何時候想要放棄，並且傾向以有限制的意識進行測量或觀察時，任何事情理論上都是有可能的。你可以告訴我，我的結論錯誤，但不妨想一想大黃蜂的例子；科學家們說，按照空氣動力學，牠應該飛不起來，但牠可不知道此一「事實」，所以牠就一直四處飛翔。正因為如此，我甘願一路跌跌撞撞，面對這一個有著如奇蹟般可能性的無限領域而樂此不疲，大部分的原因就是，我不知道自己做不到！

【注釋】

❶ 形態場（Morphic Field）也譯作「形態場域」，此名詞由英國學者謝爾德雷克於一九八〇年代初期所提出，在每一形態單元（morphic unit，指團體或個人）之中與周遭有一個場域（field），該場域可以組織其特有的結構與行為的模式。根據此一概念，形態場構成了形態單元的外形與行為的基礎，並靠著不斷重複著類似的行為與想法而形成。他的假設是，一個已建立的集體形態場裡，特定團體中的特別外在形相（form）將會調整自己而與形態場達到一致。此一特別的外相將會經由形態共振（morphic resonance）的方式讀取集體的資訊，做為發展的方向。而這個特定外相的發展後來也會再度經由形態共振的方式回饋給團體的形態場，以自己的經驗所得與資訊來強化與增加團體的形態場。他認為形態場是有機體與抽象形式的宇宙資料庫。但他的說法並不為主流科學界所接受，認為這在科學上有瑕疵，而形態場的概念也被認為是偽科學。

❷ 一九三九年由懷斯（P. Weiss）所提出的「形態發生場」（morphogenetic field），臆測某種從受精卵所迸發出的「場」導引了（形態）的發生。當細胞分裂質塊變為胚胎及成長細胞以後，這個「場」便改變了形狀，並以「某種方式」導引著細胞的繼續發展。

❸ 形態共振也是由魯佩特‧謝爾德雷克所提出的「形態共振理論」，這是在場域與對應的各種形態單元外相之間的回饋機制。相似的程度愈高，共振的程度越大，並造成特定外相的習性或持續。如此，形態場的存在使得新的類似外相比較容易存在。

❹ 第一百隻猴子效應（the hundredth monkey effect）的基本主張是，當越來越多的人跟著特立獨行的某一個體後，就會有達到關鍵多數的一刻，此時所有群眾自然而然地接受這些行為舉止，使之成為規範。

❺ 作者在此處用了chick（小雞、少女、小妞）的雙關語。

❻ 在量子物理中，某些量子化過程具有非定域性（non-locality）的傾向，即是指事件不是只對毗鄰的其他事件產生影響，即使在空間中分離的事件也可以產生聯繫。

❼ 方法論（methodology）是關於認識世界和改造世界的方法與理論，也就是人們用什麼樣的方式、方法來觀察事物和處理問題。概括地說，方法論主要是解決「怎麼辦」的問題。

❽ 靈氣（Reiki）療法是日本臼井甕男於一九二二年所發展的一種靈療，他聲稱接收到「不用消耗能量來治療」的能力。靈氣療法被視為另類與補充式療法的一種，靈氣意指宇宙能量，是一種利用宇宙能量供應人類所欠缺的能量，加速自癒能力的方法。學習靈氣者相信經灌頂後，便可藉著雙手來調動治療的能量，將宇宙生命的能量傳送到你或別人的身體、情緒體、理性體、以及靈性體上。靈氣療法一般並未受到主流醫學的接受與支持。

❾ 這些都是廣受歡迎的電視影集《星艦奇航記》（Star Trek）中的人物與武器裝備，如星際戰艦「企業號」等。

❿ 東尼‧羅賓斯（Tony Robbins）是美國著名的勵志作家與專業演講家。

⓫ 吉米‧罕醉克斯（Jimi Hendrix）是美國吉他手、歌手與作曲家，他被認為是搖滾史上最具影響力的吉他樂手之一。

⑫「我想，托托，你已不在堪薩斯了！」（I think you're not in Kansas anymore, Toto.）這句話源自經典名著《綠野仙蹤》（*The Wizard of Oz*）所改編的電影，當一陣龍捲風將小女孩桃樂絲吹離家鄉堪薩斯，來到陌生的奧茲時，她對抱在懷裡的小狗托托說：「托托，我覺得我們已經不在堪薩斯了。」這句話指雖然眼前情景令人難以相信，但最好還是接受現實。

⑬ 第二十二條軍規（Cathch-22）源出於美國作家約瑟夫‧赫勒（Joseph Heller）的黑色幽默小說《第二十二條軍規》，描述美國空軍於二次世界大戰中的親身經歷，其中有關飛行員出勤的規定中，第二十二條是：精神病患者才能獲准免於飛行，但必須由本人提出申請；同時又規定，凡能意識到飛行有危險而提出免飛申請的，屬頭腦清醒者，因為「對自身安全表示關注，乃是頭腦理性活動的結果」，所以應繼續執行飛行任務。也就是說，如果你能證明自己發瘋，那就說明你沒瘋。「Cathch-22」後來成為一個成為常用的英語辭彙，代表了統治者對於民眾的愚弄，也代表了民眾對於統治者的抨擊；同時也象徵人們處在一種荒謬的兩難之中。

⑭ 波幅崩縮即「波函數崩縮」（wave function collapse）；波函數是量子力學中以數學實體來描述量子波函數的行為，可以薛丁格方程描述。而波函數崩縮則是對量子系統進行一次測量時所發生的過程，波函數突然不連續地改變其結構。這種「崩縮」的意義，目前仍有爭議。

⑮ 五十肩（frozen shoulder）又稱冰凍肩，醫學上的學名為「沾黏性肩關節囊炎」，因為這種病常發生在五十歲左右的中年人，所以俗稱為五十肩，是指盂肱關節的主動和被動動作受到限制的一種臨床症狀。

⑯ 卡洛斯‧卡斯塔尼達（Carlos Castaneda），秘魯裔美國作家，以巫師唐望為主題的系列作品而聞名。

⑰ 唐望是居住在墨西哥的一位印地安巫師，是托爾特克某一支系的第二十七代傳人。一九六○年代美國大學生卡洛斯‧卡斯塔尼達被他收作門徒。他的西班牙文名字是望‧馬特斯（Juan Matus）。為表尊敬，卡斯塔尼達稱他望先生（Don Juan），也就是唐望。卡斯塔尼達將學生的經歷整理成書出版，唐

望因此而為世人所知。但除了卡氏的書之外，沒有任何證據能證明唐望的存在。因此，唐望這個人物的真實性備受學界爭議。唐望知識的核心是「知覺狀態的轉換」，其淵源可上溯至人類語言產生之前的遠古時代。

⓵ 梅約診所（Mayo Clinic）為全美排名數一數二的醫療體系。創立逾百年的「梅約診所」起源於美國明尼蘇達州羅徹斯特小鎮，以「病人的需要優先」為信條，造福醫療貧瘠地區人民，其醫療品質始終傲居美國，原創始家族至今不再參與經營，但理想永在，設有基金會，並提供醫學研究經費。

⓶ 心輪（Chakra）：根據印度瑜伽的觀點，人體中有七個不同的能量中心，即（脈輪Chakra），由下而上分別是海底輪（Muladhara Chakra）、生殖輪（Svadhisthana Chakra）、臍輪（Manipura Chakra）、心輪（Anahata Chakra）、喉輪（Vishuddha Chakra）、眉心輪（Ajina Chakra）以及頂輪（Sahasrara Chakra）。

⓷ 「正命」的英文是「right livelihood」，可解釋為「正當的生活」的概念，意思是以正當的職業來生活。換句話說就是自己所從事的職業，不能與道德法律相牴觸；不能為了個人一己之私利而犧牲或損失許多人的快樂和幸福。

⓸ 詹姆斯‧泰勒（James Taylor）是美國著名的歌手、作曲家，吉他演奏家。擅長柔和感性的曲子，曾六次獲得葛萊美獎。他在一九七六年出了張鑽石級唱片紅極一時，總共售出超過一千一百萬張，他在九〇年之後也出過幾張銷售成績斐然及獲獎無數的歌曲。

⓹ 寧靜祈禱（Serenity Prayer）是美國清教徒神學家瑞合德‧尼伯(Reinhold Niebuhr) 於一九四三年寫的一個禱告詞。當時正值第二次世界大戰初期，這個禱告詞被印成單張，在軍中發送。這個禱告詞也常用於幫助在各種成癮問題中重建生活秩序的「屬靈重建團體」聚會中，以做為聚會結束時的禱詞。

⓺ 波前（wavefront）是光學及物理上的名詞，是指波在傳播時，處於同一相位的點所連成的線或面。

⓻ 虛粒子（Virtual particle）是壽命極短的一種粒子，以區別類似但壽命較長

的「實粒子」。(遵守測不準原理，自然界的四種作用力都由虛擬粒子來傳
遞。) 近代量子力學發展至量子場論，認為真空中充斥著虛擬粒子，虛擬粒
子用來當作兩粒子力交互作用的媒介，虛粒子的尺度大約是十的負十三次
方公分，無法被人類直接觀測。

| 第四章 |

現實中的科學轉變

如果某件事情發生過一次，
並且能夠一再重複發生，
那麼很可能在這個顯示的結構內，
確實有一個定律運行其中。

麗絲夢遊仙境裡的王后說：「我們必須在早餐前相信六件不可能的事。」如果將此變成一種日常生活習慣……我們會開始生活在一個充滿神奇可能性的領域中。

不必是愛因斯坦，你也一樣做得到。另外，我不希望本書的任何讀者認為，為了要達到我所教導的「正確」方法，他們就必須變成我的複本。我不要人們這麼想：「呃，理查說……所以那一定是對的。」要記住，理查可不是萬事通。只是因為你可以做某些事情，同時可以複製又有效，並不表示你確實了解它；我每天都開車上班，但事實上我對於汽車內部的活塞機械裝置或其他任何科技玩意兒如何運作卻毫無所知。不過我卻可以勝任愉快地開車，而不用想太多。

只是因為量子物理學家們已詳細說明所有這些有關於虛粒子與波動力學❶的漂亮數學方程式，並不保證他們真的了解我們神祕且神奇的宇宙內部活動。所以，你不用花任何時間去幻想自己必須完全了解我在這些書頁裡所分享的所有一切原理。就像那些物理學家一樣，事實上有許多是我編出來的。只要我們分享一個強大而一致的現實，它依然會對你發揮作用，甚至比對我還更有效。請同樣記得，愛因斯坦曾說過：「想像力要比知識更重要。」而且許多人一直稱他是史上最聰明的人。

我現在要你們深刻了解的是，如果你的腦中已經充滿許多對於萬物運行之道的想法，那也許可能完全不是那麼一回事。事實上，倘若你的腦袋

中完全沒有那些錯綜複雜的事物（波動起伏的念頭與點子），恐怕還比較能夠了解我現在想要傳達的事情。在此可能比較需要你對新思考方式的適應能力。

▍心靈與科學

笛卡爾❷發表了某些重要的概念，後來被視為西方思潮的哲學。確實，笛卡爾的思想對醫學領域的形成頗具影響力。他提出了人是如何組成的見解，至少在肉體的層次，可比擬為一具構造精良的時鐘。從這觀點來看，一個健康的人就像一具運行良好的時鐘，而一個生病或不健全的人，就像一具壞掉的時鐘。你可以從此主張的文本看見現代醫學哲學方法的基本原理。

文藝復興時期的宗教教義仍想要繼續控制心靈之事，並且不希望科學家來改變他們的信仰架構。偉大的天文學家伽利略帶來了一些問題，他先確認了物質的基本特性，並因此強化了科學與心靈之間的區別。伽利略嘗試去說明地球並非宇宙的中心。如果科學的推論被教會權威當局視為異端邪說，他們會強迫那些可憐的科學家撤回自己的主張。

為了避免淪為不幸，並同時救自己一命，伽利略界定物質的基本特性是能夠被觀察與測量的東西。他聰明地沒有去嘗試對物質的第二種特性多加詮釋，並且將這些視為皇家與教會的智慧與道德地帶。伽利略希望能因此避開對立的關係，那可能會替他帶來麻煩，甚至還會因此招來殺身之禍。所以，這裡被認為是屬靈或無形的世界與「真實的」物質世界一分為二的開端。

就某種意義來說，界定現實的方式使我們的知覺殘破不全，將感情與信仰從所謂的自然科學中硬生生地剝離出來，所以我們開始質疑並且不相

信任何無法向我們提出物證與真相物理調查結果的事情。排斥不能以科學方法證明或顯示的經驗，於是我們心裡對於靈的世界，也就是薩滿巫師與女巫的領域範圍，開始一點一點地死去。

▌傳統牛頓物理學說中的現實模型

根據牛頓學說的思想，在一個封閉系統裡，力的數量是有限的，如果你將這些力全加在一起，並且同時了解支配其基礎粒子之間互動的基本原理，最後應該就能夠預測並分析已知宇宙中的所有事情。在古典物理學中，我們是生活在一個物質世界中；自然界中的所有東西都是由各個零件所組合的成果，而這些零件都是由物質的粒子所架構而成。在這些粒子裡面，並無生氣盎然的智慧或維持生命所需要的力。

一切事物都能夠被了解，因為它可以被化整為零，並且遵守著地球與宇宙的定律。在一個以此方式建構的世界中有其穩定性與可靠性。在電視系列影集《宇宙》（*Cosmos*）中的一景充分顯示這種簡化版的科學世界，卡爾‧沙根（Carl Sagan）攪動了一大鍋的分子，並好奇它們至今為何猶未創造出生命。

▌科學至今仍試圖「做到正確」

因為科學的方法是如此的脆弱，科學必須持續不斷地改變其理論，來解釋第一次所忽略的變數。後續每一個試圖去描述自然存在原理的嘗試，都需要新的數學方程式。然後，當某些進取的科學家完成一項實驗，但結果卻不能與其他科學家直至當時仍認定為真，並且也曾證明有效的觀念融為一體時，一個新的假設就會因而形成。

即使面對那些當時一直被認定為真理的觀念，這些新的實驗結果依然可

以被不斷地複製還仍能成立時，就必須發展一個新的理論或方程式，在數學上能夠解釋，或至少要提供一個理論架構，可用來闡述這個「矛盾」的新發現實際上是對的。如果所發展出來的數學方程式可以提供一個解釋，讓這個令人困惑的實驗數據有了一個理論基礎，並且以許多實驗證實新的假設，那麼理論就可假定為是正確的，至少就其所描述的特定相關現象是如此。但是，只是因為數學方程式可以運算，並不意味著我們對這個世界的運作模式有一個正確的描述。

▌愛因斯坦再提出想像力

我可以說愛因斯坦的理論頗為瘋狂，但他對於想像力的看法卻對科學大有助益。為了要發展他著名的相對論的想法與概念，愛因斯坦進行了他稱為「想像實驗」（thought experiment）的實驗。在這樣的一個實驗中，他假設騎在一束光上面，並以光速通過一個不動的物體時會是什麼樣的情形。這聽起來很瘋狂，但這是他在想像中所進行的實驗，後來他在數學上以此逆推，發展為一系列方程式，這也就是眾所周知的相對論（theory of relativity）。這裡值得注意的重點是，他有了這項經驗（或以薩滿的說法是「旅程」）後才建立了方程式，用來解釋他從這次內在經驗裡發現的東西。換句話說，這是他編出來的。

這完全不是一個孤立的案例。許多偉大的科學發現，都是發生在一個夢幻般的經驗或靈光乍現之後。看看發明家兼科學家尼可拉‧特斯拉❸，特斯拉的父親深信他的兒子終將在某日繼承家業，但是造世主卻認為年輕的特斯拉另有他用。有一天，他生了重病，高燒不止，幾乎擊垮了他，每個人都認為他沒救了。特斯拉告訴父親，如果他有機會活下來，他將不會繼承家族事業，反而要去上學，成為一名工程師。特斯拉夢想著有一天能夠利用尼加拉大瀑布的巨大力量，將其轉換為可用的電能。

確實，他的許多發明之中，就有一種稱為「特斯拉線圈」（Tesla coil）的東西。此一線圈可以讓沖擊的水流通過一個由水力推動的渦輪機而轉化能量，然後變成電力。接著將這些能源儲存起來以供利用。

特斯拉確實逃過病魔之手，並且去上了機械學校，最後還被湯瑪斯・愛迪生雇用。有一天，當他在黎明的公園中餵鴿子時，忽然產生了一個幻覺，看到遼闊而游移不定的宇宙是由能量的頻率所組成。他發展這種神祕狀態下所體驗到的其中一種頻率，掌握到這種頻率一秒鐘振動六十周——你可能覺得聽來似曾相識，那是因為這是交流電流的頻率。即使愛迪生的名字與他的奇異電器（General Electric）公司與電密不可分，但卻是特斯拉捕捉到了交流電，使全世界都有電可用。

另一個從一個夢或幻覺轉變成為科學突破的著名案例，就是德國化學家柯克雷（Friedrich August Kekule）發現苯環（benzene ring）的結構式。在柯克雷自己的記載中：

> 我將椅子轉向火爐，並且打起盹兒來。我正苦思的原子紛紛在我眼前掠過。比較小的一些團體審慎地停在背景。我的心智之眼不斷被類似的重複幻覺磨礪，因而更形銳利，現在已經可以分辨出各種形狀的較大結構。一列列的條狀頻頻升起，全都在動著，或盤繞旋轉，就像蛇群一樣：看啊！那是什麼？有一條蛇一口咬住了自己的尾巴，這個形狀在我眼前可笑地翻轉。就像閃電一樣，我忽然醒來。這一次，我將當天晚上剩下來的時間都花在努力做出假設的推論。

換句話說，他進入了一個變異狀態（altered state），看到一直困擾他的事情有了一個答案，而在回到清醒時的共識現實後，他將當晚剩下的時間全花在算出那個與他乍現靈光所相符合的化學結構式。他也是編的！許多的科學發現及許多我們所認為是組成科學思想重要基礎的理論，都不過是這些能夠使用右腦（或是潛意識）的天才他們做夢、幻想或是變

異狀態的成果。

然而，即使天才也對共識現實心存疑慮。例如，當愛因斯坦一舉躍入想像時，他還是對放開一些特定的現實概念保持謹慎。愛因斯坦本身並不喜歡他的相對論與時空連續體❹ 所指向的方向。雖然他提出了某些突破性的概念，但卻抗拒為了檢驗即將嶄露頭角的物理學支派（即是後來所知道的量子力學）假設，而放棄其古典物理學範式的想法。隨著愛因斯坦相對論的出現，為了說明他對運動參考系（moving frames of reference）的觀察，他的古典物理學範式也只是稍做修改而已。

從愛因斯坦的方程式而得到的構想是，電子的物理參數會依照選擇觀測它們的方法而有所不同。但是一個穩固、以粒子為基礎的宇宙推論，卻依然完全未予考慮。

▋ 量子物理與怪誕的現實

在量子物理學理論的構想中，現實在某種程度下要重新定義，而在面對尺寸如電子或比它更小的東西時，規則也隨之改變。在量子的層級上，對於「什麼是構成我們所稱之現實」的看法，要由體驗者的取決而定。而就此一能階（energy level）的某種程度而言，現實可說和觀看者的見解息息相關。量子理論產生了相符合的數學模型，可以在實驗上用來預測粒子的變化，以及在虛粒子與光子層級時的能量狀態。

然而，我必須趕緊補充，只是因為這些數學模型看來好像可用來預測次原子粒子的變化，量子物理學理論依然無法解釋某些自牛頓之後始終困擾物理學家的基本悖論。例如，重力依然無法在任何地方與這些數學模型符合，而現在正流行的超弦理論❺ 試圖去解釋並結合自然各項作用力，而成為一個至今仍無定論的「統一場論」❻ 。記住我一直在這裡所

說的話，只因為它在數學上具有意義，而我們也有完美的方程式可以形容現存量子層級中的生命，這仍不表示這些理論是正確的。它們只是此時我們所能做到的最佳推測罷了。

我希望你能注意到這些科學家的部分是，「事實」並不像「假設—實驗」這樣一清二楚與嚴肅枯燥，應該還蘊含著很多樂趣與想像，以及許多的洞悉與靈感。科學家們只是將它們「編造」出來罷了。事實上，「事實」（fact）這個字出自於拉丁文factum，它的意思就是「編造」。所以相信科學，好似它會提供你一個有用的現實觀點是很好的，但如果它不會，那麼我要你隨性地用自己的想像力與洞察力來重建你的現實。如果這對你比較有用，那就不要管科學怎麼說了，反正科學家似乎總是在進行編造。

▌數學是神祕主義

高等數學是一種高度抽象的語言，其中向藝術家或夢想家領域致敬的成分，更甚於它所象徵那冷酷又艱澀的科學現實範疇。能夠幻想或進入種種變異狀態的領域並從中獲得想法的能力，是一種非常重要的技巧，許多天才發明家與科學家都曾將這種能力以高度發展的形式展現。記住，如果我們僅靠著其他人的論證來評估何者為真，那麼就僅能將它變成一種信仰的教條，並接受這個既定事實，然後也只是證明了這些前輩的幻想確有其事。我們將無法發現任何新的科學領域。

我們必須做到《愛麗絲夢遊仙境》（*Alice's Adventures in Wonderland*）中王后所說：「我們必須在早餐前相信六件不可能的事。」如果我們將此變成一種日常生活習慣，我們擁有的將不再僅止於傳統與正規範疇內共識現實的經驗與想法。反之，我們會開始生活在一個充滿了令人驚異與神奇可能性的種種思想領域當中。而這樣的一個領域，正是本體能量療

法經驗的源起與依歸。

所以，當科學家擁有了變異的看法後，接下來他們必須接受這些幻想，並且將它們轉化為數學語言。之後其他的科學家才可以研究他們的理論，並且評估這成為科學假設的可行性。但在這麼做時，總是有某些東西會在轉換的過程中變得模糊或佚失。

即使擁有優秀的洞察與幻想，但總是有部分無法完全吻合，我們又該怎麼辦？你必須發展一些其他的數學語言，用來對付這些並不完全符合原義詮釋與數學理論的特殊狀況或現象——例如，討厭的重力。就如同許多其他人一樣，愛因斯坦也在尋找科學的聖杯：統一場論。他必須創造一般相對論來解決重力問題，而當他走到生命的盡頭時，他仍在尋找一個能結合一切、包容萬有的理論。根據他自己所發表的評論，他並未完成這個目標。

所以，重力可能只是某種我們用來解釋無法了解的編造之事。如果我們所有的科學理論中都有毀滅性的瑕疵，只是我們都看不出來要怎麼辦？如果我們在闡述這些物理定律的過程中搞砸了怎麼辦？我們不願抓住一個十分簡單的真理，反而選擇一個擁有許多複雜數學原理的解釋，每個人都接受並信以為真，或許只是因為所有的數字似乎都能湊得起來。我們用符號來表示數學的精準，同時以令人印象深刻的理論來實際描寫我們宇宙的物理特性時，難道都從來沒有犯過錯嗎？

如果這可以如此準確地預測各種物理作用力與現象的結果時，我們的假設又怎麼可能會出錯？想一想，我們的科學依然要回溯到笛卡爾與伽利略。如果我們不能解釋某些東西，那就乾脆略過不提；當我們要繼續發明數學方程式時，甚至不會把這個麻煩的部分納入其中。超感官知覺（ESP）就是我想到的一個例子。超感官知覺的研究已超過了一

個世紀，而在我們歷史的某一時刻，甚至還將此發展為一種可以教導與複製的能力，這種能力在由心靈視覺者所組成的遠觀者星空之門計畫（Remote Viewers Stargate program）中，甚至被用來收集軍事情報。如果他們無法清晰而準確地產出可信的數據資料，就不用想要軍方會對此進行研究。

但是，任何時候當你談到有關超感官知覺或是心靈上的奇特事蹟時，總會跳出像「驚奇藍迪」❼ 這類的人，他唯一的才能似乎就是幾近盲目又堅決的懷疑態度。在他經驗範式外的事情是不會存在的，否則必定就只是一個巧妙的騙局或是幻覺。藍迪提供了一百萬元的獎賞給任何能夠成功證明超自然能力存在的人：某些能夠超越他五感之外的證據。你也許會問，藍迪的判別準則是什麼？如果他不接受你的論證，同時也無法解釋，那麼這就不存在。至今，仍無一個人取得這筆獎金。你認為藍迪十分積極地想要發掘他信仰範圍以外的事情嗎？我願意以一百萬比一的投注賠率來賭——他不是！

我認為我們的科學家也是在「哲學架構的眼罩」內工作。你能想像有一個可以和傳統的牛頓、愛因斯坦理論相抗衡的萬有理論嗎？即使有一個科學家的邏輯與方程式可以無懈可擊地展示相對論有缺點，甚至更糟糕，全盤推翻，你不覺得可能會有許多人願意傾聽，但卻很少人會願意相信嗎？如果還要對抗已建立的科學傳統與西方邏輯的支柱，那麼需要多少無意識的同儕壓力，才能讓我們願意接受這個可能性？

我願意相信，如果某件事情發生過一次，並且能夠一再重複發生，那麼在這個顯示的結構內，很可能確實存在一個定律。因為要能夠去體驗一個奇蹟，是超出我們的日常所能預期的，我認為我們的意識心智會去編輯那些能讓我們回想起這些經驗的訊息與能量。

當然，要將你生命中渴求的事物在藝術或工作上以其他方法呈現，最好的說明往往就是看起來最簡單的那些。我冒著觸怒那些好持苛論或長了顆科學腦袋讀者的風險，來和你們分享這種心智狀態的公式。你們準備好了嗎？那麼，聽好了，那就是：「放手讓上帝接手。」

當我以一小時六十五哩的速度撞上那橋柱時，我並沒有時間進行冗長且複雜的祈禱。我的祈禱反而是「米迦勒」（要求天使長的保護）與「放屁！」（如果我這一生中有時間做最後一件事，這很可能就是我會想要做的事情！），而回應是立即發生的奇蹟。有一位我很榮幸認識的靈性導師說：「祈禱時，要把一切都託付給上帝或天使；而在行動時，則要好自為之！」在那一刻，我無法採取更進一步的行動，所以放下一切，並且在最後一個強力請求中完全投入——所以我至今人還在這裡，與你分享這些事情。

重點是，你要在想像之中抱持信心，如同你信仰的本質一樣，就是在受到限制的自我意識覺知中，去創造並維持一個更強大狀態的能力。即使你相信自己只是編造，也要將它做得很好，如此便可以得到比一般正常清醒狀況下還要更多的選擇。如果能在危機發生之前就做好萬全的準備，情勢就會比你設下各種限制時的表現還來得更好。

■ 以量子透鏡觀測光粒子

科學家們發現光可透過波或粒子的特性顯現。英國物理學家湯瑪斯‧楊（Thomas Young）於一八○○年初進行了一個經典實驗，讓僅有一個電子寬的電子光束照在橫跨房間的一道牆上，牆上有兩道窄孔。當遮住一道窄孔時，電子會穿過另一道窄孔打在牆上，並且在攝影的銀板上留下一個痕跡。此一圖案的散布，意味著電子的行為就像粒子一樣。

如果這兩道狹縫都不遮住，再將電子光束朝牆上射去，單一的電子似乎不知為何地分裂，並且同時穿過兩道狹縫。這在底片上造成了一種干擾圖案（interference pattern），看起來就像是黑白的平行線條。這圖像和連續波層層疊加後所造成的結果類似。

有時在牆上會建立一個較大的圖像，有時電子「波」則看似相互抵消，建立起一種干擾圖案，而它看起來總比我們預期的波圖像總和要小且稀疏一點。這其中真正詭異的是，在觀察或測量從光束中射出的電子路徑時，攝影銀板底片上的分布圖案就如一個粒子一樣。但是，當沒有任何人在觀察或測量時，它所造成的圖案就類似波。所以，必然的結論就是：在電子或光子世界的層級中，觀察電子路徑的行為會造成它有不一樣的動作，和沒有人「看」的時候不一樣。基於這個原因，光的物理特性可說是和觀察者息息相關。

你是由電子所構成，而電子會根據觀測者的感知或期望而有不同的行為。有鑑於此，你就可以開始了解，如果要選擇以量子觀點一致地去觀察狀況或問題，可以改變一個物理模式或狀態——我選擇稱之為「波前意識」（wavefront consciousness）。

藉由我談論的量子物理學原理，你可以學到怎麼去掌握日常生活經驗之外的一些重要概念。如果你認為所學到的東西有點奇怪，那你就與全世界最聰明的科學家所知道的一些想法與原理不謀而合。我的一個學生告訴我，她不太敢把在我研討會上所學到的東西告訴她那主修物理的兒子，因為他總是對一些「亂七八糟」的主題表示輕蔑。但在審視過那些記錄研討會內容的文件後，他告訴他母親：「這是妳所做過最不亂七八糟的事情；它們所談到的所有事情，至少在理論上，適用於我物理研究所的課程。媽，這些東西有科學基礎。」

【注釋】

❶ 波動力學（wave mechanics）：特指最初由薛丁格（Erwin Schrödinger）於一九二六年所創立的量子力學。波動力學的發展源遠流長，最早發源於最小作用原理，該原理可以說是「眾學理之母」。薛丁格提出的薛丁格方程（SE），不僅用於處理微觀粒子的運動，而且早已用來分析一些宏觀科學技術問題。

❷ 笛卡爾（Descartes，一五九六～一六五○）法國哲學家，數學家。

❸ 尼可拉・特斯拉（Nikola Tesla，一八五六～一九四三），世界知名的發明家、物理學家、機械工程師和電機工程師。特斯拉被公認為歷史上最重要的發明者之一。他在十九和二十世紀初對電和磁性的貢獻相當知名。他的專利和理論工作形式依據現代交流電電力（AC）的系統，包括多相電力分配系統和AC馬達，帶起第二次工業革命。

❹ 時空連續體（space-time continuum）指時間與空間共同組成的四維時空結構。

❺ 超弦理論（Superstring theory）是根據「超對稱」（Supersymmetry）和「弦論」（String theory）兩個理論結合的一種最新的物理理論。它假設基本粒子以某種可被容許的振動波形運作，而根據弦論的立論基礎，宇宙的空間是九維空間加上一維時間，合稱十維的時空架構，而依據超對稱的特性，這九維的空間應是整體對稱的。

❻ 統一場論（unified field theories）是一種只用單一場論就可以讓所有種類的基本相互作用之間的基本粒子，在同一原則之下可以解釋它們之間關係的理論。截至目前為止尚沒有成功的統一場論出現，而統一場論也是今日物理學界研究的重點之一。

❼ 驚奇藍迪（Amazing Randi）是詹姆士・藍迪（James Randi）的藝名，他本身是魔術師兼科學評論家，他最有名的事蹟是挑戰所謂的超感官知覺的科學性。

| 第五章 |

學習參與解決方案

當你開始
習慣性地向宇宙提出開放的問題時，
它會開始回答，
並且教你一些新東西。

人們賦予事情意義。

所以，不管你看我做任何事情，

都要用你自己的雙眼來看，

並且透過你的經驗資料庫來詮釋。

汝即汝所思。你所信仰、接受、體驗的一切，都會內化而組成一個巨大的矩陣或網柵，界定了我稱之為「你的能量標誌」（your energetic signature）的東西。你所學到的事物，形成了你世界觀中下意識去過濾所有訊息的感知鏡片（perceptual lens）。你的五感經驗構成了你所認定的現實。為了改變感知現實領域中的一些東西，你必須轉化或重新安排你的想法與感覺。若試著將新知識硬湊進你認為自己已知道的事情當中，這並不是轉換思維的最好方法。我總是假設，自己並不是真正地「知道」任何事情，而這也開啟了一個機會，讓我去注意接下來可能會學到的東西。

▌利用發問來轉換本體的現實

我很喜歡在早上問自己幾個主要的問題，用來做為設定我當天狀況的儀式之一。「我還有什麼沒想到？我能發現什麼，好讓我在今天有更多的迷惑同時也有啟迪？」如果你想要改變日常現實遭遇的經驗，一如往常的開始，卻能在一天結束時學到了新的東西──提出問題就是能持續且簡潔確切地達到這個目標的方式之一。當你開始習慣性地向宇宙提出開放的問題時，它會開始回答，並且教你一些新東西。

當你改變你觀察及解讀現實的方式，實際上也同時改變了你選擇觀察事物的意識結構。你將開始體驗新的現實樣板，並變成了它的共同創造者。藉著解放慣有的觀看方式，你開始能真正地洞悉真義，並生活在這個新的領域中。當你秉持著內在的信念與決心，並讓這種感覺持之以恆時，那麼你對這個我們稱之為物質世界與其所有先決條件的體驗，將會開始轉化與改變。在某些文化中，會把此一過程形容為薩滿之道，或是心靈戰士（Warrior of the Spirit）之道。

▌本體能量療法代表了一種能改變你現實經驗的方式

愛因斯坦說過，你不能以同樣的方法做同樣的事，卻希望可以得到不一樣的後果。你必須要走到線性模式的慣性思維之外，並且有新想法，然後將它應用在你的現實感知上，以獲得一個不同的後果。你必須打破規則，或是跳出框架外。超人在我辦公室現身的那天，本體能量療法就是我所能理解的一項嘗試。時光推移，他的現身改變了我對現實真正面貌的全盤概念。

一旦我這樣改變了之後，我開始詢問自己一些新類型的問題，並且以一種新方式來安排我的感知與思想模式。然後，我必須理解我當下所有的經驗，並且將它置入某種可以和我新狀態經驗相符的哲學或世界觀中。

▌小心地架構問題

如果好的問題可以開啟新的可能性，並且改變你的世界，專注於負面的問題亦復如是。時光推移，你在你的潛意識知覺中建立了能量網柵。這些習慣的模式會成為你物質世界中所顯示的變化與事件之樣板。如果你傾注心力全意去表露你慣常擔心的事情，到最後你就會完全走進那個負

面期望與信仰所產生的後果。也許，這就是為何在《聖經》中約伯說：「我所恐懼的降臨我身」的其中一個原因。我們的首要任務之一，就是不要將這種典型的態度轉化為醫學上的種種問題、狀況，甚至現實本身。藉由改變你的現實樣板，你開始為變異狀態的新經驗建造了一個平台。

▌ 事情並非總如外表所示

這使我回想起一個相當具有戲劇性的例子，顯示在不平常的情況中，一個狹隘的信念可能具有的驚人破壞性。有一天晚上，鄧馬克和我在周末研討會結束後回到辦公室。當我們站在那裡講話時，我忽然興起做肌肉測試的念頭。秉持我一貫的「公牛進了瓷器店」的莽撞熱情，我迅速地在毫無準備的情況下，即時提出測試的規則：我要馬克抬起他的手臂，這樣我就可以把他拿來對我們臨床診療系列產品進行肌肉測試；而當他手持產品讓我進行測試時，他的肌肉卻呈現弱反應❶。這表示他的身體和我們當時所專注的意圖是互相結合的。

▌ 錨定的器具

我們過去時常利用神經語言程式學❷ 或行為心理學（behavioral psychology）領域中所謂的「心錨」❸，一起用來進行這種調查性的工作。一旦你學到一種新行為，可以接著將它內化與合理化，如此不論任何時候，當你觸動一個特定的獨特感知刺激（心錨）後，就會引發你所想要的反應。使用這樣的意識策略，你可以即刻進入你曾經多次造訪過的任何狀態。一旦你跨越了那個意識的門檻，你的感知過濾器就可以隨意做出很大的改變。這正是完全進入實驗者心理狀態時，會發生在我們身上的事情。當時我們的意識與感知都提高了知覺，做好迎接任何事情的準備——這也是參加許多此類講習的結果。

關於現在說的這件事情，我有一個很好的例子，就是在重複聆聽一張
CD或聽著現場演奏薩滿鼓聲後所進入的出神狀態。這種反覆的鼓聲會
使意識心智分散注意力，讓左腦和緩平靜，暫時解開世俗觀點的束縛。
在多加練習後，右腦半球暫時優勢的情況有時會發生，而且也容許榮格
所稱的「積極想像」過程自由放任，而不受拘束。在薩滿的傳說中，稱
此為「一段旅程」。在這些旅程中，你可能在自己特別認同的範疇中，
遭遇一片虛擬領域中的心靈風景，而這是由數千年來許多文化中的意識
探索者所安排的。

這些內在的現實彷彿就像是某種電腦星際遊戲，有層層的關卡與級數。
如果你願意花時間與精力去發展那必要的出神狀態，就可以建立一道通
往其他領域的虛擬門戶。我相信任何具有充分練習與足夠動機的人，都
可以學習進入這些不尋常的現實或心靈風景，而對本體能量療法來說亦
是如此。任何人都可以學習本體能量療法的技巧，並且進入特定、持續
的變異知覺狀態。在這個領域中，魔法與物理相遇，形成一種脆弱的夥
伴關係。

我即將要向你敘述的只是本書中的一頁，我稱之為「馬克的災難」。我
才剛讓他拿著產品進行肌肉測試，我做了一個我們之前曾做過上千次的
動作，我輕叩他頭頂一些穴道的位置。意圖是在「告訴」頭腦，以展示
這個訊息。我想像，這就像是將三維的全像圖投射在你面前的空間中。
在為了形成這個程序，在我所訂下的特殊規則中，輕叩的行為是為了指
示頭腦在意識的最前方抓住需要的訊息，如此這些訊息才會被優先接
收，並且以此採取行動。

考慮到我合夥人的悲慘遭遇部分來自於過去出錯的臨床經驗，接下來發
生的事情並非完全出乎我的意料，但也算是具有高度戲劇性。忽然間，
馬克的眼睛閉起來，並且往後倒，靠在牆上。他繼續從牆上往下滑落，

然後失去意識地向前倒，跌到地板上。他完全動彈不得，幾乎失去意識，他躺在那裡，就像在某種傳說中憤怒神祇獻祭儀式裡一隻被屠宰的羔羊。像他這類的行為，我已經有點習慣了，因此我並未過度驚恐；只是這一幕特別的「失魂記」發生得如此快速，讓我有一些措手不及。

我對變異狀態並不陌生，我嘆了一口氣，知道我又得「跟隨著野兔去到連獵犬都不願冒險進入的地方」。我覺得自己多少要負些責任，在不知不覺中我進入一個我曾經涉獵過的冥想，與薩滿練習課程中所學到的腦波變異模式。當我一閉上眼睛時，發現自己站在某個海濱的高崖上。往下遠眺，我看到有一具屍體顯然被沖上了海邊的礁石。那個人是誰？我可以讓你們猜三次。「嗯嗯，」我想：「那絕不會是什麼好事。」

我抬頭往上看，看到某個看起來有點像是巨大風箏尾巴般的東西飄浮在風中。不管要付出什麼代價，我決心要將我朋友任性的靈魂本體帶回來，對準上方的目標，我一躍跳向空中，在空中快速地追逐那不斷翻飛旋轉的物體。我伸出手來，並且向前猛撲，一把緊緊抓住了馬克的靈魂本體：「逮到你了！」我迅速地以意志引領我們回到了那正坐在辦公室地板上，處於半出神狀態的肉體中。

睜開雙眼後，我模仿著我曾看過薩滿巫醫朋友的做法，將仍緊緊抓在我短暫「乙太之手」中的靈魂本體塞進馬克的胸膛中。過了一會兒，他慢慢地張開眼睛，回到了我們共享的共識現實。但還有一個小問題仍待解決──雖然殫心竭慮，實際上他還是完全動彈不得。我們以前進行意識實驗時也曾發生過同樣的後果，但最後馬克終究還是能全身而退。說實話，我並不會太過擔心他目前的處境，我們都曾經「到過那兒，做過那些事。」

當他躺在那裡，心裡探勘著身體機能的狀況與處境時，說了一些讓我毛

骨悚然的話。馬克說：「我現在這樣真的還好，如果這些事從未在我身上發生過，而我某天早上像這樣在床上醒來怎麼辦？我很可能認為自己是中風了，並且接受了這個現實。可想而知，我的餘生會一直保持像這樣。」當下，這可真是個讓人提心吊膽的想法！

我在這裡並不是要暗示，中風只是一個變異感知現實的經驗而已，而你們所要做的一切，就只是從某個平行世界的夢中醒來。有時候，一個新經驗並沒有現成的參考點，某人也只能把我的說法當成泛泛之論。這完全不是我在此的意圖，只是我相信，這裡有個值得思考的有趣可能性。如果你在心裡從未接受另一種不同結果或解釋的可能性，你的思想亦不會產生其他任何可能，因而你在這世界的經驗也會如此。按照詮釋量子物理的哥本哈根詮釋❹，在你往盒子裡看之前，盒子裡什麼都沒有。你的觀測行為以某種方式創造了你所觀測的現實版本。如果那還不算是跳脫思想窠臼的絕佳例子，那還有什麼是呢！

在接下來的十分鐘，馬克和我做了我們一向擅長的事。我們拿他的全息癱瘓（holographic paralysis）狀況來開玩笑，直到我們詞窮，再也無法找到可以詮釋這個特殊後果的狀態。在一陣掙扎後，馬克已能夠站起來走動，但是他的身體語言依然令人困擾。他看起來已經不像癱瘓了——這是一個明顯的進步。他現在比較像是一名從小患了腦性麻痺的成年男子，也許神經系統中還殘留著一些中風模式的後遺症。要對這個短暫交替的情勢追根究柢是非常費勁的，所以我們決定去吃東西。當我們走過短短半個街區，前往我們最喜愛的餐廳時，你們應該看看那些路過汽車中人們臉上的表情。馬克看起來有點像是好萊塢神話中《科學怪人》（Frankenstein）裡的瘋狂版伊果❺，右手呆板地橫跨身前，而前臂僵硬地在胸前抬高。我看著他沿途拖曳著腳在碎石路面上滑動的樣子，就像波利斯‧卡洛夫❻拙劣地模仿《神鬼傳奇》（The Mummy's Tomb）

一片中昂首闊步的樣子。感謝神，這個情況以前就在他身上發生過，但顯然並無明顯的長期影響，不然我可能就真的要煩惱了。

當我們坐下來用餐時，老闆故意向我們揮手與微笑，假裝一切如常（我對此的感想是：親密造成滿意）❼。我們結束了晚餐，並且艱苦緩慢地回到辦公室，此時馬克開始變得有一點兒激動。他堅決地強調，這一切都很好玩，但是他現在得去參加一個必須露面的派對。我告訴他，如果以他現在的身體狀況開車，那就有一點瘋狂了。「而且，」我說：「如果你真的想辦法開車到了那裡，當他們看到你的時候，也會打電話叫一一九！」他很不甘願地承認我說的話似乎有些道理，所以我把他塞進我的車子裡，並且開車回家。他只需要睡一覺，讓這些後遺症消退，然後就會像被雨水刷洗後那樣清新、健康：在多雨的西雅圖市，這尤其是個別具意義的隱喻。

當我們回到家時，我太太看了一眼馬克的情況，並且以一種實事求是的態度說：「我就知道，你們這兩個傢伙又在玩能量遊戲了。」說完這句話，她就機靈地轉身離開我們，到客房去為無助的客人鋪床。馬克露出耐心耗盡且聽天由命的表情，一頭栽倒在床上，然後很快就睡著了。第二天早上，當我下樓要吃早餐時，我發現他坐在廚房的餐桌上，不但已經完全恢復，而且顯然沒有更糟的趨勢。當我在桌邊坐下來時，他笑了起來，說道：「我們絕對不要再試一次！」而這一切只是另一個不足為奇的上班日！

我相信，在我們西方醫藥體系的觀念與實踐中，對潛意識心智的重視程度與神話並駕齊驅。這些東西如此根深柢固地植入我們的知覺中，變成了我們現實基礎的一部分。為了要改變健康或疾病的預期後果，你必須先跳脫這一套期望賦予靈魂的成見框架。要達到一個全新或不同的後果，你必須進入一個非共識現實的狀態，那裡的遊戲規則可能尚未被嚴

格地界定。試著以一套截然不同的規則來行事，不然乾脆就進入到一個完全不同的遊戲中。一個新遊戲能讓你獲得充分的自由，在你生命中的每一個面向都可以產生適當且客觀的變化。對你所創造的事情負起完全責任，這可以讓你在進行時建立規則。

奇蹟般的心智狀態

我現在對於某個名為「上帝的約翰」（John of God）的人特別著迷。這個人並未接受過正式的醫學教育，但卻能進入出神狀態，並結合某些早已過世外科醫生的意識，最後他們會完全地占據約翰的意識。「上帝的約翰」人格深沉進入潛意識隱蔽的地方，而那裡顯然潛藏著精湛的外科醫學技術，而且通常只用一把並不鋒利的手術刀就著手進行手術。病人也一樣進入出神狀態，而且沒有使用麻醉藥或任何藥物。這些是在巴西一個小鎮上發生的事，這裡每天湧進許多病人來接受治療。每天都有兩場手術是在眾目睽睽下進行，讓人們可以看到這個環境下任何有可能發生的演出，以及多年來經由持續的祈禱與冥想，而被奉為神聖的集體意識。事實上，在每天進行手術及醫療的全部過程中，都有多達五十位的靈媒在一旁保持深層冥想的狀態。

這件事從「上帝的約翰」十六歲時就開始了。想像一下，這個毫無疑問是聖人的人，他的犧牲奉獻與堅忍不拔，與將全部一生都奉獻給上帝的事功，唯一的目的就是要減輕信徒的痛苦。只要想像一下他的生命現況。他醒來、沐浴、吃早餐，然後來到一個地方，每天有多達上千名懇求之人在此地等著他。他來到一個小教堂，在那裡和信徒一起祈禱。然後他就進入了出神狀態，當他面容出現了變化時，會忽然深吸一口氣，如此平順地，那個外科醫生靈魂的意識來了。這位外科手術精靈（請原諒我在此說些俏皮話）毫不耽擱，他洗了手，從一名助手遞向前的手中

選取了需要的外科工具，然後乾淨俐落地轉向正在等待的病人（此時他也進入了出神的狀態），並且開始進行必要的外科手術。

在「上帝的約翰」影片中，他劃開一名婦女的腹部，然後在毫無猶豫與不安的徵兆之下，就徒手將手指探入外科手術造成的開口，在暴露的腹部組織中搜尋，而那些組織顯然是被「外科手術精靈」心滿意足地摘除了。然後，那位巫醫再度以他那明顯曾經執行過數千次的專業手法，以針線將傷口縫合，完成了所有的步驟。那病人一直保持在深度昏迷的狀態，從未動彈，也看不出來有任何不舒服的樣子。如果你想要知道在一個深度變異意識狀態中可以做到什麼事蹟的證據，那麼這正是你所需要的。

現在，我比這個人還要自私一點，目前更無法渴求自己像他那樣無私的奉獻，達到如聖徒行為般的境界。想像一下，每天早上醒來以後就進入一種出神狀態，對周遭一切完全失去知覺意識，然後就到了一天的尾聲，對中間所做過的一切事情你完全茫然不知，那會是什麼樣的生活？而這不過只是其中一個基本的自我奉獻事例！感謝神，我毋須做到像聖徒一樣的奉獻，也可以成功地去實行本體能量療法，因為若非如此，現在很可能根本就不是我在這裡高談闊論，並且告訴你這些事──聖徒理查？我想還是不要好了。

但是，從這個例子可以衍生出一個構想。如果你在這一天的治療過程當中，大部分都處於無意識狀態，那表示你平時那評斷事物真確性的心智意識，就無法阻止你去接近或體會這種我常稱為「恩典狀態」（state of grace）或「奇蹟心態」（miracle mind-set）的存在狀態。當我仔細思忖剛剛所描述例子中那些演出驚人事蹟的行為時，我甚至有意識地將此視為一個現實。這並不代表我將這樣的事情排除在外，因為我絕對不會對生命中曾出現的奇蹟與未預期之事關上大門。記住，《聖經》告訴我們，我們常在未察覺的情況下接收天使的訊息。若是抱持著對這些事情

的信賴，開啟我們的心，我們可在潛意識層級接受這個心智狀態，通往看似奇蹟顯現世界的大門。

如果想要執行或達到那些目前仍超出我們意識範圍的任何任務與目標，我們所能企求最好方法之一，就是找到那些已經能做到並掌控我們欲體驗之事的人，並且把他們表現的能力與心智狀態當成榜樣。我們目前對於事實的看法往往被厚顏無恥地反覆灌輸，以符合當前我們西方文化中蔚為主流的健康與疾病醫療模式。我認為，我們之所以無法在這個國家真正看到任何像是「上帝的約翰」這樣的人，原因就在於我們所接受的文化模型塑造了特有的意識能量（即形態場），最後我們也只會產生與潛意識信仰及期待一致的後果與體現。

巴西就像菲律賓一樣，由天主教徒占主導地位。這些國家的大部分人們，都接受並期待神的介入與奇蹟的發生，這是他們信念的自然表達。如果我們想要在生命中體驗奇蹟，那就要解放我們的現實模型，好讓類似他們的現實能具體呈現——並非以獨立事件呈現，而是將我們對於精神世界力量（零點能量形態場，也有一些物理學家稱之為「上帝之心」）的信仰在日常生活中自然表達。如果我們能夠持之以恆地力行時，我們就建立了能量的發電廠與一條條電纜，它們可以將無限的能量轉換為物質，並且再反轉回來——到了最後，這行為就像吸一口氣一樣那麼自然。

我並不是故意要讓你留下深刻印象，而是要你牢記這些想法的力量與可行性，讓我告訴你另一個在我執業治療時所發生的事情：戴夫是一名中年白種男子，他一天抽三包菸，並且抱怨自己疲勞不堪。當然，這並不是他前來我辦公室造訪的原因。他的一個朋友曾經來此治療背痛，而體驗到一些令他驚訝的成果，於是就推薦他來。戴夫忘記提到，他還有一些其他的問題，因為他認為這些問題根本不可能有所改變。

是否記得我說過，人們會刪去與日常習慣模式看似無關的大量信息。你通常得到的是你對生命期望的事。我發現人們的期望可能很糟。不必白費力氣地反覆說教，但是你會得到你一直以來所想要的事情。如果你總是專注在躲避你所不想要的事，那也會吸引那些事情進入到你的生命裡。我並不是要在此談論正面思考的力量。你可以對自己說各種正面的肯定話語，並且預見所有的好事都發生在你身上。在我的經驗裡，這有時還不足以改變事情。你另一個深沉的部分可能還是會專注在自己並不想要，或是認為自己無法享有的事物上。如果你有容易激動發怒的問題，那就去選擇一個不同的傳達模式！

如果自然界中一切事情，包括你思想與感覺的特質在內，都有一個形態共振，那麼你需要去選擇你最想要的特殊例子。在你將舊的自我收起之前，選擇一個模範；然後，為了要成為你想做的那個人，那個擁有一切你真正所想要的人，你必須以你需要的價值與特性來和他的本質交換。**當你真正地知道，而不只是相信，你可以得到應該得的東西時，那麼你就會得到它。**

我可以做那些我正在做的事情，因為我知道它們會發生。我並不是信服；「信服」可能只維持一個短暫、瞬間即逝的片刻。儘管有部分的我曾因為那些與信仰相反的理念而受到創傷或貶抑，但我就是「知道」。尤達大師[8]的話也適用於此：「你只有做或不做，沒有試試看這回事。」如果你只是嘗試要去做某些事情，那麼你可能會失敗。放手去做，以你心中知道自己能夠做到的部分去做，然後就可以做到了。如果這似乎沒辦法馬上發生，請繼續堅持。還有一件事：放手。

我的引導者教導我，要將我所欽佩的人（因他們所能做的事以及他們的特質）的照片掛在診所的牆上，如此我每天都可以看到他們。通常，我會被「告知」應該在我的教師陣容與靈感來源中放進何人。這是一個

古老而強大的寶藏定位技巧❾。當我想要認識某人，或者要利用他們的所知所為時，我就被指示要將他們的照片掛在牆上。目前，「上帝的約翰」就是棲身於那榮譽榜的諸多臉孔之一。

現在是回到有關戴夫故事的時候了。他有薦骨脊椎骨錯位的現象，在這種情況下，最好的解決辦法就是利用脊椎按摩的手法來調整。但是有一個小問題——他無法躺在診療檯上。我問他原因，他後來告訴我，自從一次耳炎後，在過去大約十年的時間裡，他的平衡感一直有問題。情況很糟糕，他不能平躺或向右側躺，否則就會嘔吐。他最近採取的方法，就是用很多枕頭將自己撐起來，所以他幾乎是以坐姿睡覺。他曾與無數的專家諮商，全都無濟於事。事實上，眩暈的問題確實非常明顯，他完全不能在迂迴曲折的街道上開車。最近，甚至還需要別人開車載他去赴醫生的約診，如此他才可以閉著眼，在後座勉強以一種半靠半躺的姿勢坐著。然而他卻從未放棄。

現在，「你要怎麼辦？你要打電話給誰？規範剋星！」聽到那音樂了嗎？❿ 現在，那倒是一個很棒的開頭，可以將你的知覺轉移到某些有幫助的事情上。音樂是個可以瓦解那些舊模式與思維的重要角色。我是不是覺得自己有特別豐富的資源，或者知道當下可以改變情況？但在人命這件事上可不然。所以，小子，你該怎麼辦呢？

我抬頭看著牆，並且將視線固定在「上帝的約翰」照片上。我想：「他知道該怎麼做。」與他的形態場共振後，我伸出手，觸摸戴夫的鼻子，並且「看到」及感覺到我自己就是「上帝的約翰」。我毫不遲疑地，在我的心智之眼中，將約翰的外科手術鉗伸進這個人的鼻子，然後一路到腦，就如同我在紀錄影片中所見。要記住，我並不是說我想像到，那樣還不夠。戴夫立即就失去意識，我把他身子放低，讓他平躺在診療檯上。

大約過了十分鐘，他恢復清醒，發現他自己盯著天花板，而且毫無之前的症狀。他完全不暈了！他熱烈地感謝我，幾乎熱淚盈眶。我告訴他要感謝「上帝的約翰」，那才是施行奇蹟的人，並不是我。如果你真正的信奉那句古老的諺語「置之死地而後生」，並且認真去做，那會有很大幫助。而且，那個症狀之後就未曾再犯。總之，那就是一個奇蹟。這是否表示我也有把握行使奇蹟？當然不是！耶穌的一句論述湧上心頭（對我來說，祂才是奇蹟心智狀態最強大的原型）：「我憑著自己不能做什麼。」（I can of mine own self do nothing.）贊成！我完全就是一個不完美的器皿，上帝是醫者。

▊ 體驗新的現實

真正能夠領略新思維力量的一個方法，就是去體驗一個改變或非共識的現實，它會帶你到達超出你平時感到舒適的範圍之外，如此你會經驗到現實的轉換。當經驗過這件事後，在某些方面，你絕不會再以不夠成熟的一套期望來看待你的存在。如果有某些類似的事情發生在你身上，接下來你可以選擇是否要告訴其他人，這次出乎預期的不平凡遭遇，或是隱而不宣，並且充分了解，如果你與他們分享，其中有些人可能會認為你的心智失衡——換句話說，就是「瘋子」。此種故事的例子之一，就是鄧醫生最後終於能夠勝任這份工作。

那是在鄧醫生隨我一同訓練的第三年，這段日子對他來說可不輕鬆。當然，在他與我的相處時間中已學到了很多，但是他真正想要的，也是和我一起學習時令他感到興奮的原因，就是那些「我雙手所做的事」——即後來我稱為「本體能量療法」的系統。在那段時間中，我們的沮喪感與日俱增，我曾盡可能地以各種可能的方法將他所需要的精義要旨傳授給他，好讓他可以複製我的經驗與成果。但我必須承認，有的時候我實

在不是最好的老師。

所有的好事都會有結束的一天，在我和馬克的關係中，他似乎有些面臨瓶頸的跡象，他無法往前再進一步。他越是想要在那寥寥無幾的客戶身上複製我的成果，反而對前途日趨困惑，他更努力去嘗試，卻一直在他自己與目標成果間豎立一堵挫敗之牆。我曾多次告訴他，他應該將挫敗轉化為迷戀，如此會使他停留在資源更豐富的狀態。但是，當時他根本就聽不進去，而我的說法似乎只會讓他更為沮喪。

在一個周六早晨，事情到了臨界點。馬克那天一大早就告訴我他的感受：「我已經花了三年的時間來嘗試你以雙手就能做到的事，我再也受不了。我放棄了！我決定今天早上再試三個小時，如果最後還是做不到，那就算了。我不要再和你混在一起，我不幹了，我再也受不了了。我要走出那道門，而你將永遠不會再看到我！」雖然我在心裡為了這些事情的悲劇轉折感到難過，但我表面上還是保持鎮靜，並且抬起我的手腕，看著手錶說：「好吧，那麼，過了兩個半小時後我再來看看你的情況。」

到了約定的時間，我去了鄧醫生的診療室。當我來到走廊時，聽到緊閉的門後傳出陣陣不似人類的沮喪叫聲。這些聲音來自於我的門徒，這對我們之間的友誼維繫似乎不是什麼好兆頭；事實上那是可怕且屈辱的挫敗之聲。竭力壓制住一聲嘆息，我打開門，準備對過去幾年來在我辦公室上演的這齣戲劇完結篇做出反應。馬克轉向我，他的臉因為憤怒與羞辱而更紅了。

他的手對著客戶張得大大的，這位婦女想要減輕肩膀受傷的疼痛而來找他求診。大聲吼出他數年來被壓抑的挫折感後，馬克指著那婦女受傷的部位，對我說：「那個！我只是想要知道你會拿那個怎麼辦！」我一向都答應別人的請求，於是我在那婦女的肩膀處揮舞著雙手，並且下達指

令：「動！」而它確實回應如斯，順利地往後移動到位，過程中的爆裂聲清晰可聞。

就是那個聲音迫使馬克到達臨界點。他再也無法控制挫敗感，他抬高雙臂，並且幾乎是對著我吼出來：「夠了！那是最後一根稻草！你還不如揍我一拳算了！」在這樣的情況下，我知道自己必須在當下做一點事情，不然全都完了，我仁慈地同意了，當做這是一個絕望男人所做的合理請求，我果決地揮出一拳，結結實實砸在他的胸膛上。我的學生雙腳離地，身體在空中畫了一道優美而精準的線條，越過這一間小診療室的空中，撞到對面的牆上。客戶觀賞著這一切，眼睛睜得又圓又大，並且越來越恐懼。在接下來的片刻，馬克向我證明他是一條好漢，即使對剛才的一擊感到震驚，他還是站了起來，以一種熱情的姿勢迎向我，並且堅定地宣告：「耶！這就是我所說的。再來一次！」

剛才這裡絕對發生了某些重要的事情，當我們之間的空間因為期望與電力而發出細微的爆裂聲時，我的心中有一個計畫迅速成型。面對我的朋友，我戲劇性地發出咆哮：「夠了沒有！我受夠你和你的愚蠢了。我要移動你的聚合點**⑪**，笨蛋！」

如果你曾經讀過卡洛斯・卡斯塔尼達寫的唐望的故事，你就會了解此說法的參考出處。為了要引發他學生內在深刻的變異狀態，唐望以手掌擊打卡斯塔尼達兩片肩胛骨之間的一點，用以移動一種被稱之為聚合點的能量模式。理論上，移動此一結構將使得接受者能夠移動感知焦點，因而進入一個薩滿的出神狀態，並且遇見或了解其他的現實。馬克也讀過這些書籍，而且我察覺到，這就是我們兩個都在等待的時機；在他訓練中，這之前所發生的一切事情都無情地引導我們在這個精準無誤的時刻來到了這裡。當下不發生，就再也不會發生了。毫不猶豫遲疑，我以我所能召集的氣與愛，再次施出強力的一掌，擊打在他胸膛上，我將所有

付諸此刻，而我也察覺到一種威力強大的神奇力量發揮作用了。

就像李小龍電影中的一幕，我看到馬克的雙腳如慢動作般離開地面，他的身體飛了起來，擺脫了重力與現實的束縛，重重地撞上了對面的牆，結束了短暫飛行的旅程。他倒在地上，身體並未受傷，但處於一種茫然的出神狀態。我傾身向前，如此便可以和他面對面，我抓住他的雙手，硬將它們抬高，對上他的視線。然後，我向他咆哮：「看見你的手發出紫光，現在馬上辦到！」馬克臉上露出一種迷惑的表情，盯著他自己的雙掌，驚訝地回答：「我的手掌現在發出紫光了！」「完全正確！」我大吼一聲，然後轉身離開了房間。那是個轉捩點，從此以後他就可以做我能做的事！

所以，當你讀到鄧醫生的經驗，或在第一章讀到我如何開眼看到一個新版現實的可能性，甚至敘述一個觀看世界的新方法時，如果你覺得我們全都是瘋子也不要緊。我不要你妄下結論，認為發生在我身上的事情會以某種方式讓我變得更特殊或具有「天賦才能」。如果你這麼認為，你在你自己與我之間便安置了人工的障礙，並且畫下人為的區別，如此將使你在輕鬆學習與實踐本體能量療法所抱持的心情與狀態上，產生不必要的複雜與困難。我的超人經驗只是讓我開眼，如此就可以用不同的眼光去看，與感受不同的感覺，以新的方式思考，並且以新的知覺來體驗我生命中的互動。

當你讀到我的故事時，我希望你這麼想：「哇，這個故事就是他潛意識中原力（archetypal force）的一個象徵性表現，那代表了來自他童年的一個神話模式。他的潛意識選擇要怎麼去呈現他並不熟悉其本質的訊息與經驗。這很有意思，而且闡述很多有關他的事；我很好奇，如果有某些類似的情況發生在我身上時，我又會經驗到什麼？」如果你在讀到我的話時產生了這樣的想法，那我的故事就對你產生某些意義，我希望那在

你的世界中會有用。如此，那故事就有了意義，或許可以指引你去碰到一個非同凡俗的現實，而它會對你具有獨特的意涵。那樣你就不會限制你自己以及你的思想，也不會把我變成一個難以企及的「某某人」。

▋ 所見未必所得

不管任何時候，當我在不同場合進行實地示範時，我幾乎能毫無二致地確定：示範會立刻展現一定的效果，並且容易引人注目。能夠產生一些可作為依據的事情確實很好，不是嗎？如果你在一條結冰的路上行駛，而且天空正在下雪，你想要確信你的雪胎能夠相當程度地抓住路面。同樣地，當使用古典的計算方式時，你會十分確定，二加二會得到四。

當你在某些公開示範的場合看到我複製某些可用本體能量療法所產生的效果，請理解，你所看到的只是冰山之一角，你無法以你的五感來覺知一切。曾經有人目睹我的公開示範後，寫電子郵件到我們的網站留言板說：「他只是一直在笑，並且把一堆人打倒在地，但我還是不知道他在做什麼，以及我可以從他那裡學到什麼。」能夠把一堆人打倒在地，或者使他們失去知覺：第一，並不代表這其中蘊含著什麼意義——這只是一個有趣的現象，雖然可以重複且前後一致，但還是完全不能代表些什麼；第二，意味著一切事物。定義一個經驗是件非常個人的事。我們必須由自己的規則與感知過濾器範圍內，為發生在我們主觀現實範圍內的事情定義，然後為自己決定一個特別經驗的意義。

當我在進行公開示範時，如果我的互動對象進入一種變異狀態，或她甚至倒在地上，進入深沉出神的狀態時，這可能意味一切事物。她有了這個非常重要經驗，既然這件事很可能超出她日常期望範圍之外，而在潛意識的層次裡，她可以賦予這個經驗一個新的意義。在那一刻，她能決定這代表她的某些病況可以被治好，或是與配偶的關係將獲得戲劇性的改善。

有這麼一個例子，當我要去替一個人數眾多的大型研討會上課前，一名參加者在走廊向我正面挑戰。她甚至沒有向我要求任何特定的事情，而不知為何，這往往會出現最好的結果。當你未對某經驗賦予一個特別的渴望或需求時，任何事情都有可能發生，因為你不曾以任何方式來限制結果。她在一陣狂喜中倒向地面，然後開始快樂地笑著，就像一口大鐘所發出的宏亮聲響。

後來那位年輕的女士告訴我，她一向對於群眾有一種恐懼，並且有強烈的幽閉恐懼症，害怕狹小與封閉的空間。後來在第一天的研討會稍晚，她忽然發現自己在電梯中，而她通常都會選擇走樓梯。一對年老的日本夫婦進了電梯，似乎搞不清楚他們要去哪一層樓，因此電梯在每層樓都停下來；她和他們一起搭電梯，竟然一點都不驚慌害怕。當他們終於在某個樓層走出電梯後，她還是待在電梯裡上上下下，直到她忽然明白，她正在享受搭乘電梯的感覺，並且完全不會害怕。

她並未完全接受自己的幽閉恐懼症真的完全消失的事實，在那個月稍晚，她做了自己以前想都不敢想的事情：在前往夏威夷茂宜島的全家旅行中，她參加了為時一個鐘頭的潛水艇之旅，要沉到深達一百九十呎的海底。即使那艘潛艇塞滿了觀光客，每個人的空間都很狹窄，她卻度過了一段美好的時光，以前的恐懼症完全不見一絲蹤影。正如著名的播音員保羅・哈維（Paul Harvey）所說，現在來到了這個故事最後的部分，這個故事中的女子就是我的女兒賈斯提絲，而我和她一起參加了潛水艇之旅，我必須承認，我可沒她那麼享受。

▌期望會限制你

為了應付或達到人們期盼的挑戰，我告訴他們，一個本體能量療法的經驗，可能意味著所有一切，也可能什麼都沒有：**無一事物**！如果你在一

旁看著我所做的事，並將這當作某種已發生事情的證據，這意味著你要藉著自己意識的力量，對一個特定結果進行觀察，最後你可能限制了來自同一經驗中所有其他值得嚮往的表現結果。如同量子物理學家所說，「選擇」的動作瓦解了所有其他的可能發生，變成單一事件，或是經由意識選擇的結果。如果我說我們的互動和某一「事物」（thing）有關，那麼就限制了它的可能。為了將所有的可能性包含在內，你必須考慮那些通常被認為是不可能的事，並且把它納入你部分的解答之中。如果我們自由詮釋量子物理的想法，並且添加大量的想像力，就可以開始了解，每一個可能的結果都有許多其他可能的現實會發生——也許甚至還有某些在我們這個以互信為背景而架構的現實中，被認為是不可能的事情。

所以，我在某些事件與人們互動的架構中，許多事情都會發生，即使有些我的意識並未參與其中。在我收到的電子郵件與電話中，有一些例子是描述一些觀眾，他們只是身處於當場示範所產生的形態場中，就得到了療癒的效果。儘管這顯然是大家都很想要發生的事情，但我決不會承諾這一類的事情會在任何特定的情況下發生；但我也不能保證它不會發生。幸運的是，這些事情並不完全依靠我的知覺意識或參與而發生。

▌期待意外

人們賦予事情意義。所以，不管你看我做任何事情，都要用你自己的雙眼來看，並且透過你的經驗資料庫來詮釋。每一個人都會有不同的經驗，以你建立的規則為基礎，來決定事情對你的意義為何。不管你決定它有什麼意義，到了最後也都只是和你有關。同樣地，千萬別這麼想：如果事情不發生，我就做錯事了！那只是你詮釋這些事件的世界觀。你將只會看到你期望看到的事物，而且在許多的例子中，只會在你認為你已經知道的背景中學習。

▊ 你準備好在本體中醒來嗎？

伸出手，往下，觸摸靠近你身邊那張桌子的表面。當你接觸到桌面時，你很可能以為它的表面是既堅硬又結實的物體。但實際上，這張桌子是由一束束不斷塞進來又爆出的靜電電荷所組成。如果你學到從一個量子的觀點來看這張桌子，或是能夠完全維持那種令人渴望的狀態，你就可以將你的手指穿越那桌面。但是，如果你視那張桌子為一個堅硬、固定、構造上的物體，千萬不要那麼做，你的手可能會折斷！

想在意識中取得我和其他人稱之為非凡現實（non-ordinary reality）經驗的一個立足點，不僅是有這個可能，甚至還可以變成第二天性，但還是需要不斷練習，以擴展你信仰的疆界；然後這個新狀態的彈性事實上會要求你對周遭世界的經驗去經歷一次變化轉換。我認為這是本體能量療法研討會對參加的人所能做的事項之一。我們為你提供一個安全的庇護所，去試驗與探勘不同凡響、有用且複雜的意識狀態，那可以幫助你轉換你的知覺特徵，成為波前或量子的意識狀態。

在進行研討會的試驗過程中，一旦那些狀態改變，而且新的感知能力伴隨著可量化的經驗而來，那麼你會開始體驗某種並非怪異或「遙不可及」的祕密。那只是另一種觀察的方式，而它可以，也會在你所實施的人與練習的事物上產生物理變化。**一旦心智延伸到含括一個新經驗的現實，它絕對無法再完全地退回舊的世界觀。**就如同我在本書前面所舉的例子，你忽然往外眺望，之前是空蕩蕩的港口，現在你可以察覺到「船舶」的出現。以前一直在那裡，卻並未被察覺的事物，忽然間變得很明顯，就像你周遭環境中任何東西一樣地真實。歡迎重獲新生！這就是本體能量療法遠超過只有一個治療技術或系統的地方。

【注釋】

❶ 肌肉測試也被人拿來做為測試產品之用，尤其是強調健康與高能量的產品，他們的理論是，身體若因為能量不足而失衡，手或身體連接到該產品，就會得到能量，或改善失衡的情況，如此手臂就不會被壓下，而呈強（strong）反應；反之則為弱（weak）反應。

❷ 神經語言程式學（Neuro-linguistic programming，NLP，又譯作「身心語言程式學」）是一套原理、信念和技術，其意圖為探索心靈和神經學，語言模式和人類感知與認知安排組織，以成為系統化模式並且在互動中建立主觀現實的人類行為，屬於實用心理學和行動策略的一種。

❸ 心錨（Anchor）：就是把自己最快樂、感動、讚歎、情緒最高昂、榮耀、悲傷、痛苦、舒服的情緒狀態記住，因為情緒是推動我們做事的最大力量，當我們將這些情緒狀態標定成錨，將來應用時可以隨時召喚出來，就等於我們隨時跟隨著守護神一樣，帶給我們勇氣。

❹ 哥本哈根詮釋，主要是由尼爾斯・玻耳（Niels Bohr）和海森堡（Werner Heisenberg）於一九二七年在哥本哈根合作研究時共同提出的。此詮釋延伸了由德國數學家、物理學家馬克斯・玻恩（Max Born）所提出的「波函數的概率表述」，之後並發展為著名的「不確定原理」（uncertainty principle）。但哥本哈根詮釋乃是由幾位物理學家的觀點所構成的，並非一句話就可以論定的，其中甚至有物理學家提出天壤之別的定義，其中包括：1.一個量子系統的量子態可以用波函數來完全地表述。波函數代表一個觀察者對於量子系統所知道的全部資訊。2.量子系統的描述是概率的。3.不確定原理闡明，在量子系統裡，一個粒子的位置和動量無法同時被確定。4.一個實驗可以展示出物質的粒子行為，或波行為；但是，只能一次展示出一種行為，不能同時展示出兩種行為等等。物理學家們還通過一些看似荒謬的實驗或詭論來闡述，如薛丁格的貓、雙縫實驗等。

❺ 伊果（Igor）是《科學怪人》中科學家的駝背助手。

❻ 波利斯・卡洛夫（Boris Karloff）是英國演員，早期以飾演恐怖片中怪物的角色而聞名，其中最著名的造型之一就是在「科學怪人」中被瘋狂科學家所造出來的科學怪物，其平頭的造型被延用至今。

❼ 這句話「......familiarity really does breed content.」是借用並改造了「familiarity breeds contempt」（親密造成輕慢）這句成語，以表示餐廳老闆對他們的奇形怪狀故做鎮靜，努力表現正常。

❽ 尤達（Yoda）是《星際大戰》系列中的重要角色。他曾是絕地議會成員，也是位具有強大原力與高潔品德的絕地大師。

❾ 這是一種鼓勵你自己、建立必要的自信，以達到你目標的簡單技巧。當你真正很想要什麼東西時，你先在心裡「看到」目標，看得非常詳細，然後以此來鼓勵自己達到目標。

❿ 作者在此是借用了電影《魔鬼剋星》（Ghost busters）的主題曲的歌詞而稍加竄改。

⓫ 聚合點（assemblage point）：在卡斯塔尼達所著《做夢的藝術》（The Art of Dreaming）一書中，聚合點的位置就像儲存紀錄的倉庫。能量體的知識無限龐大，完整的紀錄是被儲存在聚合點的位置上。人類對於現實世界的感知，係透過人體「精微體」（即氣圍或氣場）中能量的「聚合點」所「描述」而成，經由學習而逐漸「定位」。聚合點的位置決定我們感官的知覺。而聚合點在精微體上的位移，造成對這個世界知覺的變化。當聚合點偏離原來的固定位置，不僅意識狀態隨之改變，也能夠聚合穿過的不同宇宙放射成另一個全然不同的世界。

實踐篇

| 第六章 |

掌握「兩點」
進行本體能量療法

首先，你要在你自己或是其他人的身上找到
感覺釘住、固定，或堅硬的關注區塊。
保持一隻手在你找到的第一個點上，
用另一隻手去感受，
直到你找到使第一點感覺釘得更緊的第二個點。

要你感受到兩點之間的連結與引力，
不管你要用你的「兩點」
來做任何事情，都可以做得很好。

當你決定要去體驗什麼，並且相信，一個人可以做到的事，無論誰都可以做得到之後，那麼，你就已經「蓄勢待發」地邁向成功了。記住你在這本書上讀到的東西：當你決定要如何觀察量子行為，並在這個層級中觀察到什麼，會使你所關注的對象以固定或預先決定的方式運動或發生作用。這並不僅只是所謂「心智的力量勝過一切物質的障礙」的例子之一。不，這是「心智力量等同於物質」的一個例子；這兩者是一體，是相同的，注定即將要被你對目標如雷射般的專注而結合在一起。

現在我要教你一種初步的練習，讓你能夠成功運用「兩點」（Two-Point）的技巧，這是我們在本體能量療法所做一切的基本工具。

放射電子學（radiosnics）是一種遠距治療的形式，其中的數列象徵了可以用來分析、矯正與積極改善你個人失衡健康狀況的微妙能量模式。放射電子學甚至被用來治療受到蟲害的作物，甚至還可以增加產量。在放射電子學的範例中，你必須能夠分析，在矯正能量不平衡的情況時該做哪些事情。為了要這麼做，實行者要使用某種被稱為「黏貼墊（stick pad）」的東西。這項做法是在你輕輕拖曳著手指掠過一塊黏貼板（stick plate）時，掃瞄過一長串的位置與問題。當你注視或感覺到你鎖定了那些可以矯正你想要改善病況的能源模式時，你的手指就好像被黏住一樣，甚至乾脆停止移動了。這只要稍做練習就可以輕鬆辦到。

來到窗邊或桌旁，並且以右手的指尖在窗戶或桌面上畫著。這種遊戲是要你找到平面上的某些位置，讓你的手指頭釘住或無法再移動。當你找到第一個「點」時，就在那裡停住；在你的手指尖依然接觸著表面時，維持著那股拖曳的力量。

現在拖著你另外一隻手的指尖，橫過相同的平面範圍，一樣去找到一個能夠讓你的指尖也釘住的點或區塊。當你找到它時，用力拖曳著你的手，讓它維持著附著於表面上的狀態，並且朝向之前你所找到的第一個點所在方向，在心裡將這兩隻手（或點）合而為一。當你這麼做時，你建立了一個連結，讓你能夠施行一項測量；你的光子據稱會被「纏住」或連結。在一些不同的表面做這個練習，可以讓你在這麼做的時候，會變得比較容易與自然。這是幫助你在為自己、他人、地點或事物進行本體能量療法時所做的準備。

當你專注於觀測這兩個固定的點時，你就在光與訊息的量子層次凝聚捲入這些訊息，在它們之間建立一種連結。還有許多的區塊會像你所選擇的兩個點同樣有效。並沒有你必須找到或感受到的「正確的」點。只要你感受到兩點之間的連結與「引力」，不管你決定要用你的「兩點」來做任何事情，都可以做得很好。

▌ 抓住要點

就當你對你所選擇的對象努力練習而心領神會後，你現在就已經做好在你自己或其他人身上複製「兩點」程序的準備。首先，你要在你自己或是其他人的身上找到感覺釘住、固定，或堅硬的關注區塊。保持一隻手在你找到的第一個點上，用另一隻手去感受，直到你找到使第一點感覺釘得更緊的第二個點。我將這種感覺比擬成手持兩塊磁鐵，各握著相反兩極而使它們相互靠近時，兩塊磁鐵間所建立引力場的那種感覺：這兩

塊區域之間會有一種引力或斥力。這種感知對於成功達成此一步驟相當關鍵。與你的第一個點保持著相當牢固的聯繫，這可能是個非常痛苦的區塊或只是吸引你知覺的位置。如果你保持住你的第一個點時移動身體上的那區塊，和如果你沒有接觸第一點的情況相比，在動作上也許會感到受限。如果你需要幫助，可以看網路上的影片資料，本書中這部分內容已拍成了影片。

在穩固地維持住你的第一點時，尋找在身體某處的第二點，如果你接觸到它，會使第一點感覺有些更固定、堅硬，甚至無法移動。輕輕地將第二點朝第一點的方向拖曳，讓你手下的肌肉組織感到緊繃。此一動作將會使得這兩點有被連結、黏在一起，或是再進一步的動作上有受限的感覺。對於一名新手而言，比較容易的是拿結構上相對的點來比較，例如右肩的一個點與左肩上一個相對位置上的點。這可以讓你注意到從一側移到另一側時的差異。接著，當你在問題或目標區塊上找到你的第一點時，就可以和正常的一側產生參照的感覺。

當你掌握這兩點，然後體驗它們之間的連結。感受並想像你只是在與光子或光產生作用。那裡並無肉體，除了你所專注的兩點之外，沒有任何固體。你從觸摸桌面練習學到的這個步驟，現在可以應用在自己身上，或是其他人或事物上。你可以想像你正與另一個人，或是在你自己身上所選擇想要關注的區塊，並將它們連結與集中在一起。

有些人發現，測量的動作將有助於學習兩點步驟。在我的研討會中，我常常選取某人頭上的某塊區域做為第一點，抓住這第一點的位置後，再沿著那個人的脊椎而下，每隔幾吋就將手指前後來回晃動一下，以展示一種很容易觀察到的直率動作。當我找到能使第一區塊感到更固定、堅硬或釘住的第二點時，脊椎會突然停止移動。如果你想要觀賞這個原理的動作示範，你可以進入網站：www.matrixenergetics.com。

提醒你，兩、三個量子系統可以共同分享一個量子波。當這麼做時，它們彼此間可以說是相互連結聯繫或糾結。在次原子的層次，你是由高能光子所構成；你的身體包括了以各種模式保存的光與訊息或干擾波。當你連結兩點時，你可以有意識地觀察到它們相互連結結合。你以你的想像力創造了那個連結。你對光子層次的想像，對於這些光與訊息模式的改變有著極大的影響。

在這所有一切都是由光與訊息組成的層次中，你集中注意力的舉動會使觀察對象的行為改變。你瓦解了以粒子為基礎而配置的世界，進入光錯綜複雜的模式或是光的波前（wavefronts）。感受並且意識到這一切的發生。

想像一下，如果你沒有肉體，其他人也都沒有肉體，那是什麼樣的情境。在只有訊息的光波融合一體時，感受一下你們之間的空間，還有周遭的空氣。放下一切，並且將「你」的這個觀念從其他所有事物上分離出來，只是簡單地「離開」片刻。我知道這聽起來有一些隱晦模糊，但這真的很有效。在你停止思考的那一瞬間，這就會發生，如果你放棄嘗試去做任何事情，你就會回到你的本我。

那感受到的連結是真的；你藉著在這個過程裡集中注意力而建立了這個連結。現在想像那個人的身體和你的身體合為一體，再也不會分離。如果你曾經朝池塘扔過小石子，想想當那些漣漪交錯或連結時會如何？在你的想像中感受，如果你將要被融合進光的交互模式中，會發生什麼事情。當你習慣因此而產生的感受或知覺時，過程就是如此自然，不需要有意識的想法或行動。就像你不會去思考呼吸的過程，你只是呼吸罷了。一旦習慣了，這就是這麼自然與簡單。

▍注意差異處，而非相同點

若想要訓練自己去感知並注意其中有何改變的方法，就是在可能情況下，於過程中堅定地保持住你找到的兩個點。當你回到固態粒子的知覺時，再次去感受那同樣的兩個點。注意在這個過程後，它們是否變得更柔軟或在某方面產生變化。檢查你所專注的區域是否變得更容易活動，或者可能比較沒那麼痛，如果那是你最初就用來評估該做些什麼的判別準則之一。

讓自己在這個遊戲中表現更好的方法之一，就是去感受你在一開始所選擇的第一點，在你依然維持住時，移動你的另一隻手到身體的其他部位，持續尋找同樣堅硬、不動與釘住的感覺。這會變成另一個兩點程序的第二點。重複同樣的步驟，並且在這之後檢查你的結果。我們稱此步驟為觀察異處、分門別類，或是「追蹤」（tracking）。

當你進入了那渴望的狀態，在你有所意圖的背景中所做的任何事情都會發生效用。當然，在某種特定情況下，有一些事情在你身上會比其他人有效用。當你感受到那兩點間的連結時，也真的沒什麼其他的事好做了！這就是為何我們會半開玩笑地稱這個第二步驟為「無為的藝術」（The Art of Not Doing）。「無為的藝術」這個詞是我從卡洛斯‧卡斯塔尼達的作品中借來的。

我所要教的是，當你真正進入了本體能量療法的狀態中，你只要「在」，什麼都不需要「做」。我在臨床上那些最好的結果往往發生在我擺脫陳規，與「無物」（No Matter）的相互作用中引用了「無念」（No Mind），所有的事物都因而開放為一個有可能的結果。當這麼去做時，雖然以左腦不按牌理的邏輯難以掌握，但就如同藥品廣告常聲稱的，「什麼都不要做」確實效果較佳。

▍崩縮波的方法

現在，談到意識會崩縮波的話題，我必須要很誠實地對你們說，真的沒有什麼事物好「崩縮」（collapse）的。我們並沒有真正「做」了什麼事，我們在心裡維持著一個專注的目的，接著就有一個較大的力量透過那個目的而顯現。將意識心智與想像過程結合是一個導向崩縮波的好方法，如此，「無為」的真正成效才可接續下面的程序。

卓越的數學家馮紐曼❶曾說過：「意識崩縮波。」（Consciousness collapses the wave.）是我們用來解釋一個明顯是固態物體的東西可以被轉化為波前模式，然後接著又重新組合成一個新的物理結果的一個表達。當我說「意識崩縮波」時，是對我們履行這項工作時所產生的結果的一個象徵，它並不意味著我們知道真實發生的事情為何；它只是讓我對那些難以說明的事情加以解釋的途徑。

當你練習兩點的藝術時，它代表了新的範例，就是你可以做到或使用觸覺的感知形式。如果你每日勤練不輟，就會發現隱藏在日常事物背後的現實與錯綜複雜。事情不再發生在你身上，反之，你卻要開始負起責任，去有創意地使用宇宙能量。

如果你這麼做了，就會開始了解威廉‧提勒博士提到：「既然每一個我們達成目的的方法應用，都是一個創造的行為，它終究會告訴我們如何適當、有效並且實際地創造。而最後也會在我們的感知世界中以某些類型的事件清楚呈現。」要記住，提勒博士可不是某些眼神瘋狂的「新時代」（New Age）玄學家，而是我們老派物理學家的代表人物之一，如此理解，你就開始掌握了深植於他話語中潛在的深度與廣度。

對，我知道他是在說：「你創造了你自己的現實。」但有人曾以如此優雅與精確的方式這麼說過嗎？當我將想像力集中在這個過程中，以觀測

與操縱一項物理變化時，我透過意志的行動建立一個新的結果。這就是我如何為我的現實設定「規則」。在重複的練習下，全部的過程變得如此流暢，只需要很少（甚至完全不需要）有意識的思考或努力。就是這麼自然地發生。

實際上，為了符合我所建立樣板的特徵，我會利用或限制有意識的創造行為。如果我只是集中心力在某些身體狀況的「治療」上，而限制了結果的可能性，那麼最後頂多也只會如我預期的那樣變化。經由釋放這個創造的樣板，並完美地執行任務，我任由大門微啟，讓恩典的法則以某種可能完全超出我想像能力的方式發揮作用。

當你在和其他人進行兩點步驟時，若是心裡想著你是以某種非常真實的方式與自己的某些面向糾結在一起，那麼會對你很有幫助。你對另一個人的感受，與他們自己本身的感受，或甚至他們對於你的感受，都不盡相同。這是一種獨特的混合狀態，而當你埋頭致力於這個成果的產出時，會發生一個獨特機會，去轉換意識的狀態。經歷這個過程，不僅那些你選擇去關注其中變化的事物改變了，你本身也變化與改觀了。由於你在過程中的「無為」與不試圖去確定任何事情，你將進入轉化。

雖然對我們某些人來說，「眼見為憑」其結果本身就足以說明了一切，不需要外在的證據來證實它們。然而，你確實需要某些方法來協助你追蹤某事件外在的變化，相較於有意識地觀察與注意到的任何事物，其深層顯然隱含著更錯綜複雜的部分。兩點的過程讓你可以這麼做。如果你找到了兩點，而感覺到訊息的連結，並回到固態的粒子知覺之後的變化，那麼恭喜你進入了一個更神奇與更令人驚歎的世界！

在我的研討會中，或是我遇到的其他事件裡，你可能會見到這種看似難以置信的公開示範，人們的身體結構或症狀迅速地改變。在晚上的

課程時，總有超過一人在結束時昏倒在地，進入了變異狀態，而這是自然發生的。雖然大型的實地示範很有趣，並且讓你親眼看見，同時相信這些作為的力量，但其實這並不一定是必要的。有時候，我達成一個最棒的成果，卻無法在過程中從表面看出些什麼。在物理的領域中，這些變化可能細微難查，然而結果卻能改變一個人的全部現實經驗。如果你想要看我怎麼做，你可以在本體能量療法網站裡找到此一過程的示範影片資料。

若是你尚未參加過我的最初級研討課程，請不要嘗試去複製你在網站上所看見我所做的事情。你看到的那些人在協助下倒在地板上的現象，大部分是為了示範的目的，不過這樣的情形也常常在我進行私人治療時發生。

▌ 感受本質的藝術

當你在練習兩點的技巧時，它代表了一種新範例，代表你的意識可藉由觸覺的形式來利用或作用。如果你每天都持續練習，就會開始發現一些隱藏在日常事物背後的現實與錯綜複雜。事情不再發生在你身上，反之，你開始要負起責任，去富有創意地使用宇宙能量、你的生命，以及那些關於你過去所做所為而直接反饋的體驗。

我想要強調的是，**這真的不是一個物理的過程**，而且這也和許多從事光電工作人士所使用的「耗費能源」傳統概念完全無關。雖然兩點和我所教的其他程序的影響與後果一定會貫穿全程時間，但實際上，這個程序幾乎是瞬間而發的。如果你認為這個步驟花時間或是耗費能量，那麼你的本體能量療法經驗也將侷限在你所期望能看到或體驗到的事情裡。

找到兩點可以達到兩個實際的目的。第一，它會給你某些可以供測量的依據，如此當某些事情變化時，可以注意到其中的不同之處。經由觀察或測

量變化的動作，你會學到如何校準與複製一個成功結果的樣子與感覺。

第二，想像力的練習可以讓你與其他人連結起來，但並不是指實質的肉體。你是在由意識所組織或驅策的能量複合連結模式或全像呈現中進行交互作用。藉由集中注意力於兩點相互聯繫的特性，你的想像力進入這個程序，並且提供一個你想要專注的焦點。在我們的想像力活躍地忙碌著，我們於是可以學習進入一種「無」（nothing）的狀態，而一個自由無拘束的狀況可提供更強大有力的成果。**當我們可以欣然接受「無」時，我們便可接近並進入「所有一切」。**

▌任其發生

在中國哲學中，本體能量療法背後的觀念可能應被稱之為「為無為」（Wei Wu Wei），其意思大約可以翻譯為「行動／不行為」。心智與其中大量的思緒要保持沉靜，然後池水才能變得清澈。這個狀態和大部分形式冥想的目標十分類似。當你能夠沉靜你的思緒時，於是就可以和龐大遼闊的宇宙能量（或稱之為「零點能量場」）共振。當然，讀到這裡時，請不要誤會你必須去冥想，然後才能「作用」於本體能量療法，因為情況並非如此。如果這是一項要求，我確信這種能量／精神將永遠不會選上我。我的思緒很少能夠沉靜下來，以前還被冠以「利他能❷廣告小孩」的稱號。

不要一味著迷於自己做得正確與否。停止努力嘗試去了解它，只要任其自然發生就對了。不要對自己說：「讓我在這兩點間畫一條線；唉呀，我這條線彎掉了，我最好重新開始。讓我來量量這條線——是要用公分制還是英寸制？我不知道這是不是重要？」你會被這些思緒困住而無法脫身，然後再也無法思考——而當這些變化發生時，通常就有這樣的事情。

當你停下積極思考的那一刻，你就會和你所思考的對象合而為一。從量子的觀點來看，你被糾纏了，而那也是轉換發生的時候。當此一事件發生時，不要有意識地去注意它。並且容許自己可以在同時間感受驚訝、歡喜與自己的成就。恭喜！你才剛剛擴展了你的心窗，並且大步跨進了一個擁有更大可能性的世界。

重點是，除了你分派它們的那些意義外，這些定點並不代表任何事情。為何不乾脆編造這裡有一個現實，而它與其他現實相互交錯融合，因而建立了某些嶄新而美好的事情？請對你自己獨一無二的過程滿懷尊敬之情。

在此我願意舉一個來自我臨床經驗的例子，可以用來詳細闡述這個論點。有一天一位先生來看我，他有手肘肌腱炎與筋膜炎的問題，手肘與腳底痛得厲害。我暗自思忖：「好吧，我了解了，你是一名漢子，而你要我幫你治療這個症狀。好的，我會照辦。」所以，我花了兩分鐘來治療他的手肘，總共花了大概五分鐘來治療他的雙腳。結束時，他告訴我，這些患處完全都不痛了。我看了看時鐘，發現我們還剩下大約三十分鐘的時間。

我抬起右手，與他胸部齊高，進入離他約一呎的能量場內，並且未集中知覺在任何事物上。過一會兒，他忽然頹然倒下，失去意識地橫躺在我的按摩檯上。他的整個身體開始劇烈地顫抖，好似被什麼東西附身似地。總之，如果這就是附身，倒是我在臨床上前所未見的。他臉上有一種快樂的表情。在這初次見面剩餘的時間裡，我在他的能量場內維持著我的手勢，而他同時繼續微笑並顫抖。我毫不擔心地看著這個情景，心裡感受到龐大無比的愛與幸福泉湧而出。

過了數周後，他又回來看我，並且快樂地報告，他原來的那些症狀幾乎

全好了。他當時聲稱，他的右肘還有一些輕微的疼痛，又告訴我，如果我願意的話，可以幫他看一下，但他真正想要和我談的卻是另有其事。他皺起眉頭，臉上出現迷惑的表情，他以輕柔的聲音，開始告訴我自從他的第一次造訪後所發生的事情。

他告訴我，當他離開我的辦公室時感覺很棒，從此幾乎都沒有任何疼痛了。但是翌日早晨，他醒來後感到很悲傷，是一種他以前鮮少會感覺到的悲傷之情，而這種感覺延續整天。隔天的早晨，他又感到精力充沛，並且滿懷喜樂，好似心裡某些永不枯竭的宇宙電池開關被啟動了。他在告訴我這些之後，暫時停下來，當他再繼續時，臉上帶著一個大大的笑容，露出了牙齒：「到了第三天，我覺得自己被『開啟』了，而我甚至不知道那到底是什麼！」

我問他，想要我專心治療何處。他低頭看著之前受傷的手肘，承認他還是「有一點點痛」，但他後來又說：「我可不可以再有更多那種不可思議的能量？」我笑容滿面，抬高右手，手掌對著他的心臟，而他又再一次地倒在我的按摩檯上，並且開始再次演出那種如昆達里尼❸或類似附身的情境。他的臉上流露著似乎迸發自內心的一個深沉笑容。這正是所謂的轉換（Transformation）。我再一次欣喜不已，因為我是如此有幸，可以親眼目擊，並且成為這類事情的一部分。

而這一切是否意有何指？我不知道。如果我坐進我的火鳥跑車，並且要知道引擎在機械上到底是如何運作才能開車，那我可能就沒辦法很快地在任何時間抵達任何地方。當然，這並不是說我不會操控一輛汽車。這完全是不同的兩回事。

【注釋】

❶ 馮紐曼（John von Neumann，一九〇三～一九五七）是這個世紀最傳奇的數學人物之一。 他是匈牙利裔的美國人。在他三十多年的學術生涯之中，工作範圍幾乎涵蓋了當時所有的數學領域，還獨自開創了三、四種全新的數學學派。馮紐曼曾證明，對一個模型系統來說，在實施某種測量時，除了與「答案」相對應的波外，其他的構成波全部消失，而波的這種躍邊是不可逆的。因此，他得出結論，只是當測量裝置本身也受到一次測量，激起它「下定決心」（波函數崩縮）至某特定本微時，才能被認為確實完成一次不可逆的測量。但我們會因此而陷入無限循環。

❷ 利他能（Ritalin）是一種中樞神經興奮劑品牌，其內容為派醋甲酯（Methylphenidate Hydrochloride），常被用來治療兒童多動症／注意力障礙、沮喪、昏沉、肥胖。美國國家藥物管制局將利他能和鴉片、古柯鹼、嗎啡等列為同級，這一分類是針對極端高度容易沉溺、上癮及濫用的藥品。

❸ 昆達里尼（Kundalini）常被譯為「拙火」或「昆達里尼之蛇」。它通常被用來指人體內有一些奇異且可被喚醒的力量，昆達里尼也是一種想像的能力，可以存在任何事物當中。

進行本體能量療法的步驟

步驟 1 **找到第一個點**

在你或一個同伴的身上找到一個點，當你觸摸到此點時，會感覺釘住、堅硬或受限。

步驟 2 **找到第二個點**

找到第二個點，當你在依然觸摸著第一個點並維持著相連的關係時，讓兩點之間保持著甚至更緊繃的關係，或讓這兩區域之間好像有一種磁力。

步驟 3 **隨心所欲地在這兩點間形成一種連結，同時可以進行測量。**

記住，根據量子理論，你對某件事物進行觀測時，無法不和它糾結或互動。而以你的感覺／想像力對這兩點連結進行觀測的行為，也會發生同樣的效果。這些結果與數據的糾結，實際上會崩縮你選擇進行觀測與互動的物質／意識波。

步驟 4 注意當下有何不同

a. 可能感覺到在兩點之間的區域比較柔軟而不僵硬。

b. 你可以注意呼吸的變化。

c. 你或你練習的同伴可能會感到發熱或臉紅。

d. 身體開始傾斜或跟著某種潛意識的旋律節拍搖擺、移動亦屬正常。

小叮嚀：站在你同伴的背後，因為如果你們真的進入了我所描述的狀態，他或她可能甚至隨時會失去意識。最好對任何可能發生的事情做好萬全準備，包括不由自主地笑、哭，或某些其他形式的情緒／身體釋放。

進行本體能量療法的小提醒

提醒 **1** 至少需要進行兩項測量。

提醒 **2** 想要學習新東西，要由注意不同之處開始。

提醒 **3** 注意不同之處可以幫你暫緩做出批判的看法，並提供建立一條最不費力的新途徑。換句話說，你正在創造一個新活動，而透過練習，就會變成一項新技巧。

本體能量療法範例

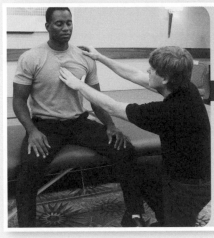

標準的動作

第一點：在左肩上方。

第二點：在胸骨中間。

說　明：這裡顯示一個標準的兩點課題。我的第
一個點是在左肩上方，第二個點是在他
胸骨中間。感受那能量——在每一張照
片中，我確實都在做這些事情。

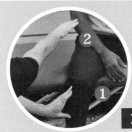

治療膝部問題

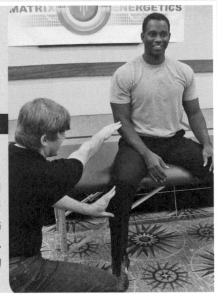

第一點：在膝蓋。

第二點：在手肘。

說　明：在此所示範的是我會用來治療膝部問
題的手法。第一個點實際上是在膝
蓋，而第二個點在手肘，這示範兩點
程序在概念上的彈性。記住，要去感
受你這兩點間的連結；感受來自他胸
部的能量，非常遼闊且快活。

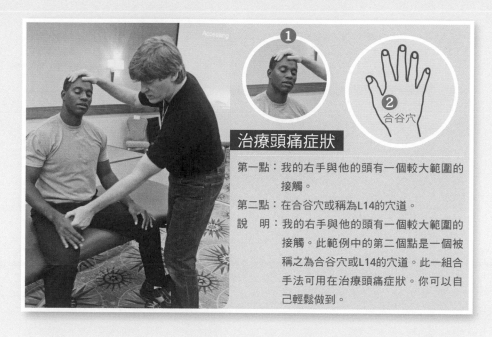

治療頭痛症狀

第一點：我的右手與他的頭有一個較大範圍的
　　　　接觸。

第二點：在合谷穴或稱為L14的穴道。

說　明：我的右手與他的頭有一個較大範圍的
　　　　接觸。此範例中的第二個點是一個被
　　　　稱之為合谷穴或L14的穴道。此一組合
　　　　手法可用在治療頭痛症狀。你可以自
　　　　己輕鬆做到。

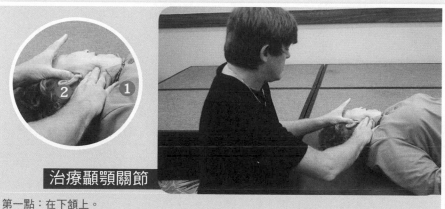

治療顳顎關節

第一點：在下頜上。

第二點：在一顆牙齒上。

說　明：這可以是治療顳顎關節的一個例子。在此例中，我的第一個點是在下頜上，而第
　　　　二個點是在一顆牙齒上。不要誤認為我只是在向你做做樣子，或展示怎麼去做而
　　　　已；這些只是範例，任何你所看到或組合出來的事物都可以進行得很好。

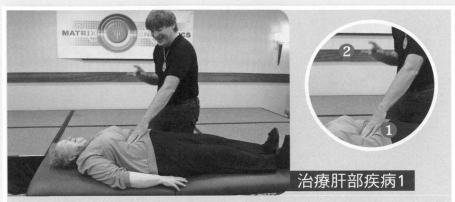

治療肝部疾病1

第一點：肝是在身體的右側，可以從肋骨的下方接近。

第二點：在空中，你可以稱之為她的靈氣（aura）。

說　明：肝是在身體的右側，可以從肋骨的下方接近。我的第二個點是在空中，你可以稱
　　　　之為她的靈氣（aura）。我們臉上的愉快笑容是來自於我們在兩點之間所建立的
　　　　緊密、美好與連結的能量。

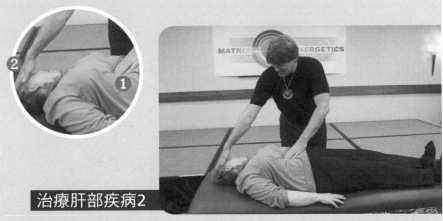

治療肝部疾病2

第一點：依然保持和第一點接觸。

第二點：移到她頭部。

說　明：我依然保持和第一點接觸，而同時第二點已移到她頭部。在中國的針灸中，肝氣
　　　　的問題是與沮喪及特定形式的偏頭痛有關。確實，我才觸摸到她的頭部，就相信
　　　　自己找到了第二個點！

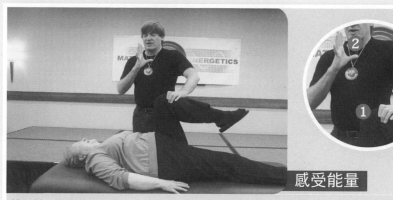

感受能量

第一點：在膝蓋。

第二點：在空中。

說　明：我正在跟這個膝蓋玩耍，同時並在進入量子能量場。當你這麼做時，感受在你自己內部與周遭的連結。記住，我在此並未耗費能量；那連結是即刻與瞬發的。這是可以用在你自己身上的好方法！

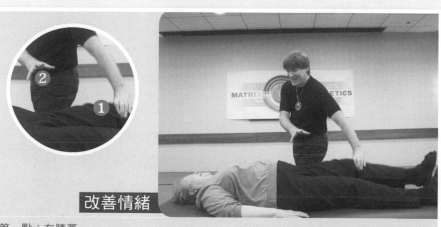

改善情緒

第一點：在膝蓋。

第二點：在第二脈輪。

說　明：第一個接觸點在膝蓋。如果你知道脈輪，這是第二個點在第二脈輪場的一個例子，常常與情緒有關。我們在彼此之間所建立的能量──快樂時光，感覺很棒！

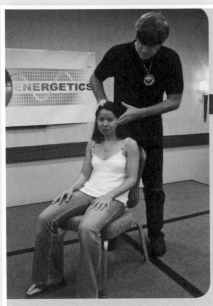

調整身心的緊張狀態1

第一點：在頭部。

第二點：在頭部。

說　明：我抓住她的頭部，只是為了要控制反
　　　　應。你可以看到身體對兩點產生極大
　　　　的反應。她的兩肩緊繃，可能處於緊
　　　　張狀態，或是胃部不適。不管你選擇
　　　　注意的兩點為何，都會有效。你不需
　　　　要觸摸到「問題」的所在區域來改變
　　　　它。也可以用精神來構成連結。

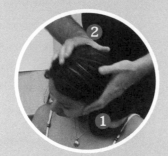

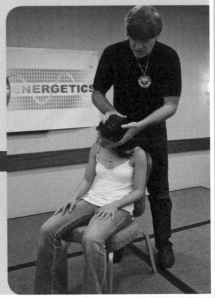

調整身心的緊張狀態2

第一點：依然保持和第一點接觸。

第二點：同樣的一個接觸點。

說　明：感受在這張照片中的量子擺動。在看
　　　　著這張照片時，請勿嘗試開車。當你
　　　　崩縮了你想改變模式的波動，其他事
　　　　情也會跟著瓦解。

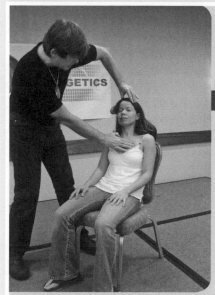

利用時光旅行技巧進行改變1

第一點：在頭部。

第二點：在上胸。

說　明：這是一個從頭到心整合的範例。過程
　　　　非常平靜。身體接觸非屬必要，但可
　　　　以讓實行者即時追蹤或感受到身體的
　　　　變化。我可以用時光旅行的技巧來對
　　　　起源於童年的事件作用，或是調和她
　　　　的某一種食物過敏。所選擇的接觸並
　　　　不重要──意念才重要！

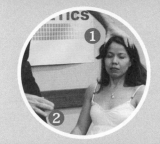

利用時光旅行技巧進行改變2

第一點：同樣的第一個接觸點。

第二點：空中。

說　明：我們在此追蹤她能量場中的變化。經
　　　　由量子糾結的概念，我們得以連結，
　　　　而我們互動的結果是讓彼此都有所改
　　　　變。你可以感受到我們之間的空間能
　　　　量。看著這張照片，並且專注於你所
　　　　注意之處。

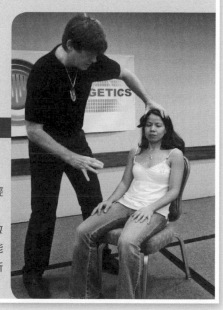

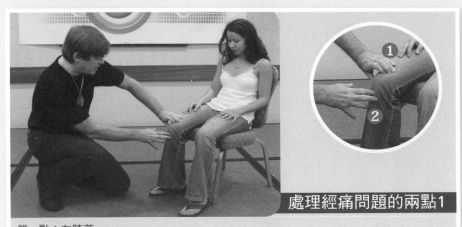

處理經痛問題的兩點1

第一點：在膝蓋。

第二點：在膝蓋。

說　明：我在此的第一組兩點是作用在她的膝蓋上。然而，不妨想想我們其實是專注於諸
　　　　如經痛的問題，而膝部只是我們選擇用來進入實際位置的點。

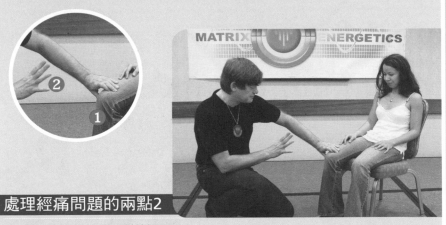

處理經痛問題的兩點2

第一點：依然保持和第一點接觸。

第二點：在空中。

說　明：當我的第二隻手在她的能量場中作用時，同時在我第一隻手之下，她的膝蓋正在
　　　　移動。要時常去感受你所選擇的兩個區域之間的連結或聯繫。感覺有點像是磁鐵
　　　　的兩極吸引著彼此靠近。

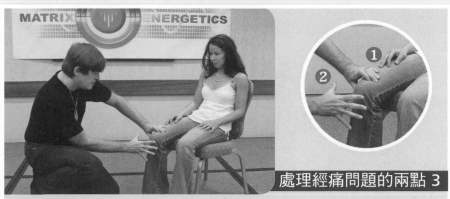

處理經痛問題的兩點 3

第一點：依然保持和第一點接觸。

第二點：在空中。

說　明：我正在重複檢查，從我們進行兩點程序後有何改變之處。測量改變的行為在概念
　　　　上可以使你的結果更穩固。當你作用完成後，測量其中的差異，這會教你如何更
　　　　有效率與力量，並且使整個程序更為流暢。

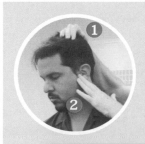

改變財務狀況或愛情關係

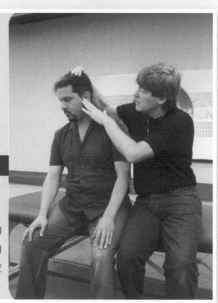

第一點：在頭部。

第二點：在下頷。

說　明：他有福了！這是我觸摸頭部或下頷的
　　　　另一例。記住，即使我接觸他頭上的
　　　　兩個點，我們所專注的可能是要去改
　　　　變他的財務狀況或是愛情關係。

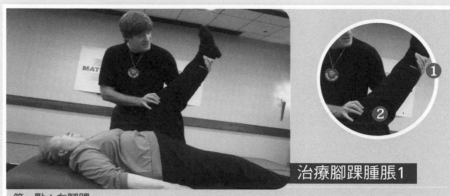

治療腳踝腫脹1

第一點：在腳踝。

第二點：在膝蓋上。

說　明：這可以說是一個腳踝腫脹的範例。即使她已上了年紀，但我們可以藉著「時光旅行」回到她四歲時的一次扭傷，成為我們在此一次序走的「第一步棋」。當我接觸到膝蓋上的第二個點時，它使得腳踝的第一點感覺更硬、緊或繃，這顯示我們成功地連接了這兩點。

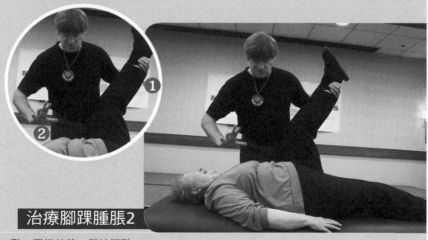

治療腳踝腫脹2

第一點：同樣的第一個接觸點。

第二點：在胸部心臟上方。

說　明：當我還在抓著腳踝的第一個點時，能量轉移到胸部心臟的區域。我們感受到兩處來自兩點過程中的能量擴展。

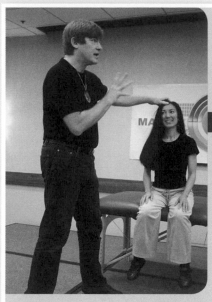

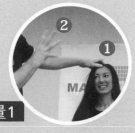

感受巨大能量1

第一點：在頭部。

第二點：在空中。

說　明：在我們之間有一個巨大的能量狀態，如
　　　　果你站在我們兩人中間，我確信你能感
　　　　受到。現在你為何不在精神上將你自己
　　　　置於其中，並且注意到你自身可能會的
　　　　感受？圍繞著我們的空氣分子似乎生氣
　　　　蓬勃，充滿了力量與意志！

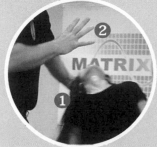

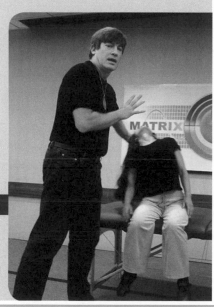

感受巨大能量2

第一點：同樣的第一個接觸點。

第二點：依然在空中。

說　明：這張照片是在不久後所拍攝。此次互動
　　　　的結果可能會改變我們兩個的生命！

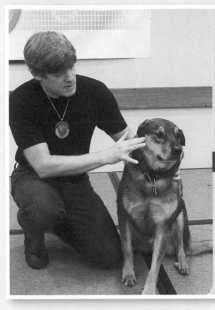

治療動物的兩點

第一點：在下頷。

第二點：在頸部。

說　明：動物並沒有背負意見或懷疑的包袱。牠們表裡合一。本體能量療法對於牠們，甚至如汽車之類的所謂無生命物體都很有效。

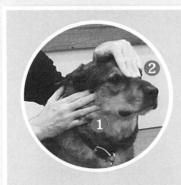

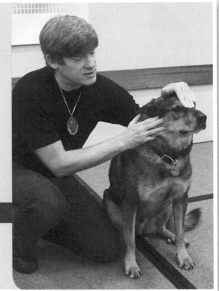

治療動物1

第一點：依然保持和第一點接觸。

第二點：在頭部。

說　明：這顯然是一個兩點的展示。

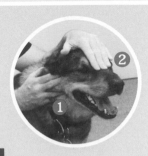

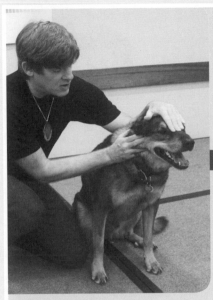

治療動物2

第一點：依然保持和第一點接觸。

第二點：同樣的第二個接觸點

說　明：就像傑克・尼克遜（Jack Nicholson）
　　　　在《蝙蝠俠》電影裡飾演的小丑時說
　　　　的：「我又露齒而笑了！」這隻狗騎
　　　　在波上，來到一個快樂天堂！

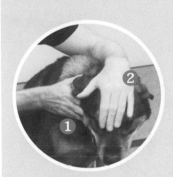

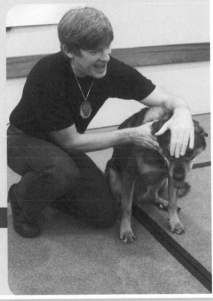

治療動物3

第一點：依然保持和第一點接觸。

第二點：同樣的第二個接觸點

說　明：哇！

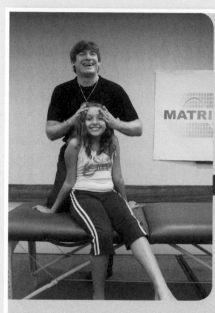

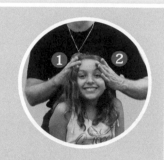

感受兒童能量1

第一點：在頭部。

第二點：也在頭部。

說　明：兒童也喜愛本體能量療法。這個女孩
　　　　參加了最近一次的研討會。她教會了
　　　　成年人有關積極想像的二三事。

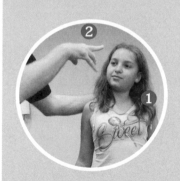

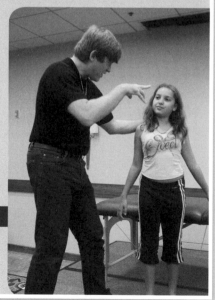

感受兒童能量2

第一點：在後頸。

第二點：在額頭前方。

說　明：在意識的網柵中作用。

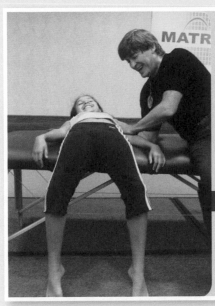

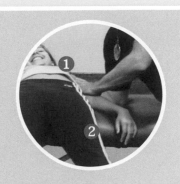

感受兒童能量3

第一點：在後頸。

第二點：側腰。

說　明：這一波把我們都帶起來了！大暗礁，
　　　　衝上去！

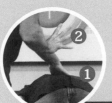

感受兩點的強大作用

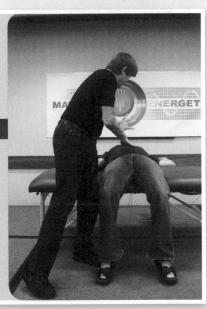

第一點：胸部。

第二點：心臟上方能量場。

說　明：這張照片顯示兩點的作用可以多麼強
　　　　大。我一隻手掌握著他胸部的第一個
　　　　點，當我在追蹤位於心臟上方能量場找
　　　　到第二點時，同時也感受到來自第一點
　　　　的反應。當數學家馮紐曼說「意識崩縮
　　　　波」時，他可不是在開玩笑！

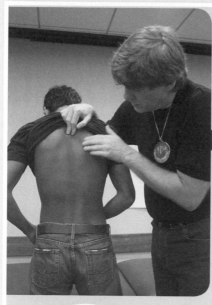

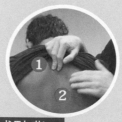

矯正脊椎側彎或駝背1

第一點：在上背。

第二點：在背上。

說　明：我在他的背上找到第一個點。接下來
的兩張照片展示矯正脊柱側彎或駝背
有多麼容易。任何人都可以這麼做，
並能做到其他我所教的一切事情。毋
須解剖學或治療技巧方面的知識。

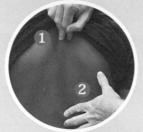

矯正脊椎側彎或駝背2

第一點：依然保持和第一點接觸。

第二點：在背上。

說　明：所選擇的第二點，是讓你接觸第一點
後另一個感到更堅硬、釘住或固定的地
方。記住要去感受兩點之間，以及你自
己與那人、那地方或事物之間的連結。
他有脊椎彎曲的問題，當我以兩點觸摸
到他的那一刻，他就得到了矯正。

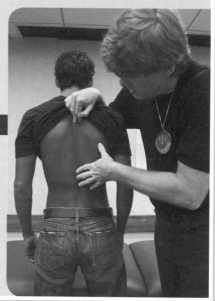

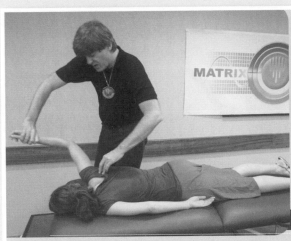

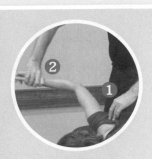

處理肩膀疼痛1

第一點：在肩膀上。

第二點：抓著手腕。

說　明：我正在一個疼痛的肩膀上施以兩點。我的第二個點在我抓住的那隻手腕。

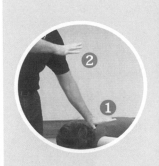

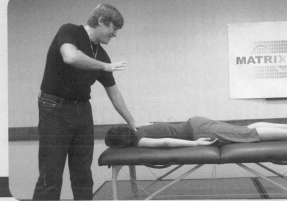

處理肩膀疼痛2

第一點：依然在第一點錨定。

第二點：身體上空的能量場。

說　明：在初步的兩點後，我將第二點移轉進入她身體上空的能量場。我依然在她身上的
　　　　第一點錨定，並且感受其中發生的變化。

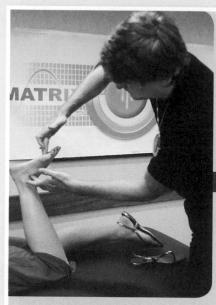

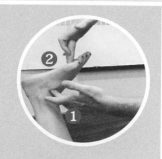

治療腳痛或膝痛1

第一點：在腳踝。

第二點：在腳底。

說　明：這是為治療腳或膝痛的一個簡單明瞭示
　　　　範。你會用像尖針一樣的東西來治療
　　　　足底筋膜炎（plantar fascitis）嗎？

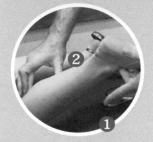

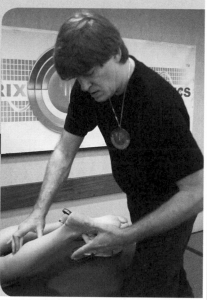

治療腳痛或膝痛2

第一點：依然維持著腳踝的點。

第二點：移到小腿肌肉的一處。

說　明：這是後續，依然維持著腳踝的點，第
　　　　二個點移到小腿肌肉的一處。記住，
　　　　第二點可以在她身上的任何地方，或
　　　　甚至可以在按摩檯面。重要的是要去
　　　　感受到那個連結。

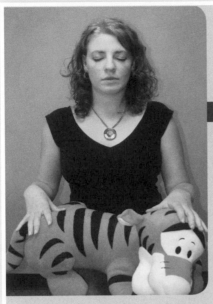

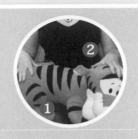

自我治療1

第一點：在薦椎。

第二點：在頭部。

說　明：我的女兒賈斯提絲使用小老虎充當代
　　　　理，示範她治療自己的兩點。她作用
　　　　在自己的薦椎上，第二點則是在她的
　　　　頭部。這種使用一個代理者來代表某
　　　　人的方式，可以很輕鬆地施用在遠距
　　　　離的某人身上。你所專注的意圖造成
　　　　了連結。

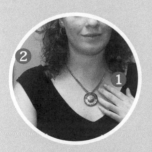

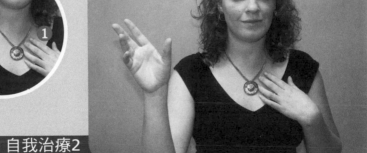

自我治療2

第一點：保持著與胸腔上第一點的接觸。

第二點：在能量場中。

說　明：賈斯提絲示範作用於一個情緒問題上。她正在保持著與胸腔上第一點的接觸。她
　　　　在她的能量場中感受與第一點連接的第二點。

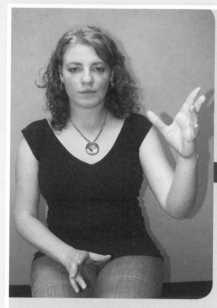

自我治療3

第一點：在薦椎。

第二點：在頭部。

說　明：作用於自己身上的另一個方法中，賈斯提絲正在想像一個代表她自己的三維、與活人同樣大小的全像圖，並且將兩點施用在此一全息圖像上。

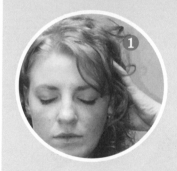

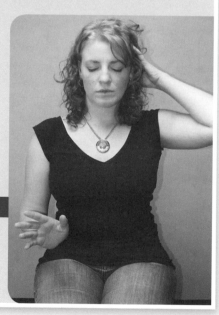

自我治療4

第一點：在頭部。

第二點：在能量場中。

說　明：當頭痛或頭部受傷時，這是一個很容易施用的方法。

重新打造你自己

以下的這些故事來自全世界的學生，他們透過網路寄來的電子郵件中，描述著有關本體能量療法與使用兩點技巧的故事。我拿來與你們分享，提供本體能量療法可以發揮功用的方式，並且可以有效地施作。

分享1

從我九歲起，我的太陽神經叢就有一處能量堵塞。感覺上就像是一個相當凝聚的負面能量累積。每次我在進行任何的心靈搜索或冥想時，情況似乎就會變得更糟。我第一次參加你的示範晚會時，你把我叫上台。當我回到座位時，這個位置變得更精確且更有力量。我無法就這樣離去，所以在你演講完畢後，我向你尋求協助。在那天要結束時，我已覺得情況要比過去數年要好得多。雖然我竭盡所能集中注意力，去注意其中有何變化，但它並未完全消失。三天後，我忽然明白，多年來我一直從錯誤的角度去解讀。我一直把它看成是一根堵塞的水管，所以我嘗試把那能量推出去。我不由自主地想著：「如果它就這樣在這個現實中消失了，不知道會是什麼樣的情形？」結果，幾乎是馬上，它完全不見了，而且從未再回來。

截至目前為止，我甚至都還未去參加研討會，但從此之後我就更加確信無疑了。我了解，只有最後這一小部分是我自己做的，但是我希望這能有所助益。

——珊曼莎

數周以前我正在工作時，電話鈴聲如排山倒海般響起。我的同事和我都快受不了了。我對這個情況施以兩點的技巧，而電話鈴聲就完全停止了。我們於是有足夠的時間去照顧在場的轉診病人，我們甚至還有時間去準備一年一度的玫瑰表演秀的廣告傳單。接下來，我為我們的新隊友製作了私人傳真封面。我甚至還有時間去整理檔案等等。我想電話變得太安靜了一點。當我們正在閒聊時，主任走了進來；她很好奇，為什麼電話都沒響。過了幾分鐘，護理長也來到我們的區域。她也問：「為什麼如此安靜？」

然後，她轉身，看著我，說：「莎拉，我要這些電話現在就會響起來。」我嘆口氣，又使出了兩點，並且告訴她，電話鈴聲會在兩分鐘以內再度響起。我的同事也全都嘆了一口氣，因為他們現在知道，不管在任何時候，只要我施用兩點，就會有事發生。這段休息很不錯——因為在當天的其餘時間，電話像瘋了般地響著。

而今天的兩點是：我們三個人本來是要開車去參加在柏克萊的本體能量療法團體研討會。我們需要穿越海灣大橋，但交通情況越來越糟，當我們接近大橋時幾乎像是龜速前進。比爾打電話給五一一查詢交通狀況。聽說有一輛貨櫃拖車在橋上翻覆，堵住了通往金銀島的左線車道，而車潮一路堵到七街。我一抬起頭，看到往七街的路標！我們本來打算及時趕到柏克萊，在團體研討會開始前還有時間去喝杯咖啡。

我說，我們應該「兩點」這個狀況。我們全都照做了……所有的車都忽然加速，沒有塞車了，而我們根本沒看到翻覆的拖車。我問每個人，他或她做了些什麼。我是對著橋的另一側做了一個簡單的兩點。珊曼莎也做了兩點，並且看到一個可以讓我們開車穿越的蟲

洞。比爾做了兩點，並且想要在團體研討會前還有時間可以喝杯卡布奇諾。結果，我們不但喝到了咖啡，而且時間還早。

──莎拉

分享3

那一天我使用兩點的時候，我人在自家的樹林裡，對著一叢盛開的杜鵑花說話，但是那裡的蚊子太兇猛了！我對牠們說：「現在聽著，我並不想要殺你們。」這沒效。我於是發送一個訊息給蚊子王：「把你的人從我身邊帶開。」那也沒用。終於，我以兩點指向我身邊約六吋處，而這奏效了。待在樹林裡的剩下十分鐘，我沒有再被咬了。

威利試著想用本體能量療法來維護草坪，但都沒辦法，他還是需要割草。然後，他在自己與我們的幫手之間施用兩點，忽然間所有的除雜草工作就做好了（由幫手所做）。這在現在看起來有點像是一個傻呼呼的故事或某種玩笑。但對我來說，它指出了本體能量療法如何讓一個人注意到，他們的選擇權可以被擴張。在「前本體併發症」（pre-Matrix syndrome）時期，威利根本想不到有「要求」這個技巧。

最後，但並非最不重要的是：在我第一次參加研討會後，我從此知道自己必須參加更多次研討會，即使要走路才到得了。我在我自己和研討會之間施用兩點，看到了一根金繩子把我和教學綁在一起。如此地天衣無縫，一個人甚至可以開玩笑地說，那和我的兩點看起來毫不相干（真的有個人這麼做了），但金錢忽然開始出現，讓我可以去參加四次之多。我們所能了解本體能量療法可以做到的程度，根本連皮毛都還稱不上。致上最深的愛與感激。

──南茜

我先生大衛和我曾在聖地牙哥見過你，而我也曾送一位客戶搭飛機去聖羅菲爾（San Rafael）看你……結果達到神奇的治療效果。我想和你分享的故事是有關我們那條快活的狗「嘉嘉」。就在我們參加完聖地牙哥的研討會後，牠的尿液中忽然出現了暗紅帶黃色的血。我們很驚恐，帶牠去一個很有能力的獸醫那兒，她以為是和腎、前列腺或肝有關的問題。獸醫做了一些測試，結果呈陽性反應，狗兒得了嚴重的肝病；這讓我們大受打擊，因為牠才三歲，我們也想起數年前的一隻狗也是死於先天的腎臟病。當嘉嘉在醫院時，大衛和我決定從家裡以本體能量療法對牠進行遠距離的治療，就像祈禱一樣，只是能量的形式不同。這有時在團體之中會比較有效。我從小就在做這種遠距治療，再加上本體能量療法跨領域的頻率與單元，是帶回之前那個健康、快樂、好動的嘉嘉最有效的一個方法。

我幾乎沒耐性等到第二天早上再去和獸醫查對情況。當我打電話給她時，她聽起來有點遲疑，並且堅持要讓嘉嘉再住院一天，因為發生了奇怪的事情。我問她是什麼事，她說雖然在那暗紅色的尿液中還有許多膽紅素，但是今天早上當他們帶著牠出外去尿尿時，牠的尿液看起來絕對是清澈、正常的——完全看不到血。她無法了解何以如此，因此想要另做一個測試以確定牠是健康的……或是有其他毛病。好吧，長話短說，牠很好，沒有任何問題，事情就是這樣子。當我去接牠時，她問我對嘉嘉做了什麼，而從她知道我和我先生做了什麼後，她要求不管那是什麼，我都要繼續做下去，並且祝我們好運！真幸運！感謝你們全體繼續一起來和我們分享你的光與愛。

——羅賓

分享5

當我在早上醒來時，有時感覺到我的背有些疼痛，而一個快速的兩點技法通常會減輕這些問題。而且，早上對我的頭與脖子施以兩點，也對重新調整自己與引力間的關係也很有幫助。我發覺，當我感到有壓力時，這會很有用。而在練習過度後造成的疼痛也可以用兩點來搞定。我也增加了自己的彈性，因此改變了我的太極與瑜伽練習。所以，在針對問題區時，兩點加上時光旅行是最有效的。致上我的敬意。

——湯姆

分享6

當我撞到桌子、手指被抽屜夾到，或是被東西砸到腳時，我立刻就施以兩點，回到事件發生之前的時間，而那些瘀青與痛苦就此不翼而飛。

——吉兒

分享7

在本月於洛杉磯舉行研討會的前一周，我發現我的狗不知何故昏倒在廚房裡。一開始，我當然感到很驚慌——當我看到牠抽搐、窒息，並且看起來很糟糕之後，我的心情直直墜落。那一刻，我真的以為牠要死掉了，但在一片慌亂中，我的手不知怎地忽然停在牠的嘴邊（確定牠的舌頭並未堵住），而那聲名狼藉的「兩點」忽然跳進我的腦袋裡。就像對上帝祈禱一樣，我將雙手（在將一隻手從牠嘴巴拿下後）放在牠的頭上與背上，並且想像牠像平常一樣飛奔。在兩至三分鐘之內，牠開始輕輕地噴氣，但依然不穩，

還是會跌倒。在不到十分鐘內，牠回復到正常的樣子。這件事情對我來說最深刻的地方是，在當時的情況下，我根本無法開車載牠去看獸醫。所以，那時我知道我的媒介就是「兩點」，而它使我最後轉換了知覺：從混亂到達一個新的現實。

——泰格瑞絲

分享8
••

我自己使用兩點的初次經驗，是從我參加聖地牙哥研討會的回程旅途中。我在雨中開車返家，並且注意到我的雨刷好像運作得不太好（尤其是在駕駛這一側）。我知道在接下來的路程裡，我不能像這樣開車，並決定試著使用兩點。首先，我開始對氣候作用。我「兩點」不要下雨，一直到我換了好的雨刷。然後我「兩點」在高速公路右側路旁的汽車用品店可以方便進出，並且有雨刷膠片可供應。我還附加，如果我在那之前都碰不上汽車用品店，那最好在我準備停下來加油的高速公路出口處會有一家。呃，就在五分鐘內，雨停了。當我在高速公路上開車時，我臆測宇宙間到底發生了什麼事情——會不會有人在路旁某處蓋了一家汽車用品店呢？開車經過的人會不會看見這正在進行的事情呢？會不會這一刻那裡還空無一物，而下一刻商店就突然出現在現場？那裡以前是什麼，一塊空地嗎？或另一家商店？那他們的日子一定變得很奇怪吧！我希望他們至少懂得汽車零件這件事。

大約在四十五分鐘後，道路的右邊有一個大招牌，指向一家汽車用品商店。它就位於方便進入的出口，而且他們有許多雨刷膠片供貨。事情並不僅如此，天空還開了眼，當我在換雨刷膠片時，天空居然一片晴朗。我故意看了時鐘，想知道究竟會發生什麼事情，就在我離開停車場後不到四哩，又開始下雨了。最好的部分就是，

後來當我離開高速公路去加油時，在加油站旁邊也有一家汽車用品店！這些精靈一定很忙碌。我現在又已參加過兩次研討會，我也知道，或許比較容易的方式就是直接兩點那雨刷膠片，但是我對那些結果還是很滿意。祝福。

——珊蒂

分享9

在三月第一次參加研討會後，我「兩點」我女兒的肚子及未來的她，她臂彎裡抱著一個小嬰孩。當然，她現在懷孕了，就在我對她施用兩點後不久。噢，我也使用鵝媽媽的原型在她肚子裡放了一個蛋。這可不是你那傳統的中醫！

——吉娜

分享10

我是一名按摩治療師，我替一位客戶進行治療幾乎快三年了。她曾經中風，從此之後就不良於行。我的朋友也在做本體能量療法，所以我帶我的客戶去看她。二十分鐘後，我的客戶從房間出來，你猜情況如何？本來跛足的她完全不跛了。我問我的客戶，她（我那個學習本體能量療法的朋友）說了什麼嗎？她告訴我：「她正在計算我幾歲時，我就倒在地上，待我起身時，膝蓋上的疼痛已煙消雲散，然後我就不跛了。」

當我決定前往舊金山去學本體能量療法時，第一天，我想，好吧，這些老師是外星人。到了第二天，我想，他們全都瘋了！在第三天，我說，好吧！現在我也瘋了！第四天，我說，能夠這樣瘋，而且還有效，真是太棒啦！如今，當我用鑰匙無法打開汽車車門時，

我就用兩點來開，並且還把汽車帶回到它製造出廠的時候。這是不是很瘋狂呢?!

——卡琳娜

實踐篇

| 第七章 |

運用符號、圖像
進行本體能量療法

另一個使用本體能量療法的方式，
就是應用符號，
你只要把心裡第一個浮現的圖像拿來作用即可。
如兔寶寶、超人，
或任何天外飛來跳進腦海中的圖像。

當我們在本體能量療法中
使用這些簡單的幾何圖形時，
仔細想想肩胛與肩胛骨的基本形狀
就是三角形的例子。

另一個使用本體能量療法的方式，就是應用符號（symbols）或原型（archetype）的概念。右腦的語言是以符號與圖片為基礎。現在，有一些方法可以將我稱為「原型」的技巧吸收到你的治療「波」裡。其中的一個方法就是使用基本的幾何圖形，例如圓形、球形、三角形、長方形與正方形。如果你真的感覺太冒險，可以在作用時選擇更為複雜的四面體、八面體，或任何形狀。

然而，如果你在學校時並不特別擅長幾何，還有更自然的方式可以做一樣的事情。在這個方式中，你只要把心裡第一個浮現的圖像拿來作用即可。當在建構你的波，與專注在你的意圖上時，神話中的神祇、卡通中的角色如兔寶寶、超人，或任何天外飛來跳進腦海中的圖像皆可。我喜歡將這個過程歸類為「掠取（skimming）」的概念，而在此處，遊戲的目標就是要注意任何吸引你注意的事物，然後再將它拿來使用。

在喬‧麥格莫尼格（Joe McMoneagle）的《祕密》（*Remote viewing secrets*）一書中，他主張，當在學習使用遠距觀察技巧時，你可以藉由注意事物在你的意識中是如何被呈現，而大幅促進過程更順利。原型的形狀與圖案及更複雜的視覺呈現，都可以拿來利用。你所看到或想像到的任何東西，都非常完美。使用任何容易在你的心智之眼中呈現其本質

的東西。藉由關注與尊敬這些以符號的形式呈現的思維模式，你開始在左腦與右腦的功能之間建立橋樑。這些自然發生的圖像與圖案可以用來協調腦部的兩半。用這個方法練習後，你可以開始聯合這兩個半球體，建立並維持之間更大的契合與和諧：大部分冥想技巧的目的即是為此。

當你對這些自發且經常充滿喜樂的圖像開放你的知覺時，就能存取並使用一個通常比你意識所能呈現給你還更大的資料庫。意識心智就像一個守門人，它的工作就是過濾並刪除任何不符所謂「以需要知道為基礎」的訊息。如果看起來無關，或與共識現實的期望未盡符合的訊息，通常就會被貶謫到你潛意識的「小黑房」裡。它每秒大約可以處理高達一千一百萬位元（加減兩位元）的大量數據，而左腦一秒只能處理七位元（加減兩位元）的微不足道數量。所以，**要注意你自己直覺與預感的靈光乍現，因為它們所根據的訊息數量遠比你正常神志清醒時的狀態還要多得多。**

我幾乎可以聽見你們其中有些人正在想：「好吧，這當然是很棒，但是我絕對做不到；我沒辦法去想像，而且我從來就完全無法通靈！」這段話正是一位有名的脊椎按摩治療師的妻子曾對我說的。我在她更加激動前攔住她，而且問了她一個簡單的問題：「閉上妳的眼睛，並且告訴我，妳能想像妳家裡內部的樣子嗎？」「當然，」她回答。此時她的眼睛依然閉著，我於是接著問她，她是否能描述她和先生為參加此一研討會而經過的路途，而她再度肯定地點頭。

此刻，我俯身向前，並且在她耳旁輕聲說：「妳已經完全向我證明妳很有想像力；只要去想所有那些妳以前猜想自己無法辦到的事情，妳只會發現，當妳去嘗試時，那就會變得相當容易。我在這裡看不出有何不同。」她張開眼，並且帶著一種茫然的微笑注視著我。「你說得對，我只是還無法完全放開來玩這個新點子！我現在只要放輕鬆來玩，然後看

看會發生什麼事。」她宣布之後，就去午餐了。

當研討會在午餐後重新召開時，她已經在那裡對我揮手了，高興地跳上跳下，顯然經歷了很愉快的體驗。我叫她上台，並且告訴現場出席的每一個人，為何她如此興奮。她告訴這一群人關於我們稍早的一番對話，然後繼續說，當她坐下來午餐時，發生了一件「生命轉換」的事件。她本來在食用一大碗綠色蔬菜沙拉，就是她丈夫常常戲稱為「兔子吃的食物」，就在她舉起叉子就口，準備要咬下時，忽然覺得她臉側有奇怪的抖動感覺。好奇之下，她想知道是怎麼回事，而她忽然理解到，她的知覺居然以這種方式轉換了，她正在體驗如何像隻兔子一樣地進食。那在她臉側顫抖的，正是她的鬍鬚！

就如同這個聽起來傻呼呼的故事一樣，當下她興奮極了。她知道這是來自於她潛意識裡，一個溫和又有趣的暗示。她確實有很強大的想像力。忽然，這個從正常共識現實看來並不太有意義的事情卻變得不錯。事實上，這將會充滿樂趣。我一聽到就笑得更大聲；她的故事可能使得研討會的歡樂與熱烈能量更向上提升了好幾級。我告訴她先生，如果她忽然間表露對嘻哈音樂的癖好，那他才真的要擔心了。

當你注視著某人，而你的想像力卻為你帶來某種事物的圖像，例如一隻疣豬、粉紅豹，或一個玻璃窗，問問自己：「好吧，這個圖像對我有什麼意義？我應該拿它怎麼辦？這目前能幫上我什麼忙？」像這些問題，東尼·羅賓斯稱之為「有力量的問題」（power questions）。藉由問這些問題，你驅使自己腦子去搜尋一個獨特的答案，也會幫助你更容易進入一個資源更豐富的狀態，勝過陷在某些人不斷重複且理所當然的問題定勢圖像中。

例如，如果某人告訴你，他們有五十肩（冰凍肩）的問題，此時如果想像

那個肩膀本來被裹在一大塊冰中，忽然卻曝曬在夏日正午炎陽下，就可能
會有很大的幫助。我曾不只一次對聲稱有「冰凍」肩的人使用這種方法。

如果你正在學習如何畫人，你先從幾個簡單的圖形畫出人的輪廓：頭是
圓形或橢圓，也許用一個三角形來畫出臉部或下巴形狀，一個卵形或甚
至長方形是軀幹等等。一旦你畫出這些基本圖形的輪廓，然後開始在這
兒擦去一條線，在那兒加上一些細節，直到你能夠畫出一個精確與複雜
的人為止。這個過程全是從建立適當的透視圖開始，然後你從那裡往前
推進，直到能夠描繪出符合以前某些活在你想像中的事物圖樣。

大自然中的所有事物都可以用幾何學來描繪。從原子的舞動到行星的演
化，各種形式的成長與動作，都被同一套法則所規範。這些法則由幾何
的對稱圖形表現。當在本體能量療法中使用這些簡單的幾何圖形時，仔
細想想肩胛與肩胛骨的基本形狀就是三角形的例子；而位於脊椎最底部
的薦骨，主要也是三角形的形狀。

現在，你有兩個肩胛：一個在右，另一個在左。想像被你施以作用的人
身上右肩突起，甚至在身體那個區域不舒服或疼痛。可以做一件非常
簡單的事情，那就是建立一個波模式（wave pattern），而所有你需要做
的事情就是調整那個相關肩胛／三角形的方向。在你的想像中，如果它
「看起來」太高或斜，你只要重新想像它被矯正後的位置，而現實中的
骨頭就會移動，並與你想像的位置更為接近。看著這樣的一個過程是怎
麼深刻地表現立即可測量的效果，確實相當令人吃驚。

▍用你的想像力來做改變

鄧醫生評論想像力的作用如下：

　　當我正在長大時，我家普遍的思想模式是專心致力於理性的觀念。那

是我祖父心智運作的方式，然後將此特性傳承給我父親，他又傳承給我；所以我被教導理性思考的重要性。在我成長的過程中，想像力並未扮演一個重要的部分；我們被教導，觀察事情時要「眼見為憑」，而沒有其他可能的解釋；那就是當時的狀況。我被教導，想像力只是為卡通而存在，而如果你想要什麼，就必須努力去爭取！

理查的想像力真的很活躍又神奇，並且因為他的專心致力而生氣蓬勃，但我的想像力卻並非如此——必須再被喚醒。所以。當理查說了某些如「想像一隻殺人鯨在你面前游泳」時，我做不到。那裡什麼都沒有。但仔細思考這些概念時，那不會是你想要結束的現實。如果你已將你的想像力塞到不知道放在何處的小盒子裡，我要你去把它找出來，並且讓它現在就成長茁壯。去找到你的想像力盒子，不管它在哪裡，緊緊抓住，並且將它放在你的面前，讓你可以清楚地看見它。

讓它能向前移動，不受到你意識心智中曖昧不明的內容與結構所束縛，所以它會出現在你額頭的中間，就像一朵玫瑰一樣，綻放盛開，將你嶄新而神奇的生命潛能付諸實現。

如果你尚未花時間去開發你的想像力，也許你會想要從閱讀漫畫書或科幻小說開始。接受新的思想與觀念，並且去做你通常不會做的事情，因為所有你想、感覺、或做的事情，都可能是新訊息的潛在來源。如果你真的相信量子模型（quantum model），那麼在你的世界中，圍繞著你的一切，都不過是由光與訊息組成。

我給合夥執業的鄧醫生的早期練習之一，就是試著以意識心智無法追蹤後果的方法來感受事物。如果你想要這麼做，閱讀這段描述，然後閉上雙眼，想像自己與我一起坐在我所喜愛的墨西哥餐廳，因為我知道，就像我一樣，你渴望當下就可以學習新事物。你最好抱著最小的期望來做

這樣一個練習，否則你就是在試圖操控，而這意味著你會放下戒備，並且真的以一種新方法來學習某些事物。

所以，在那特別的日子，鄧醫生一直努力去感受頭上的骨頭，並且注意其中的相異之處，結果他當天特別地沮喪、洩氣。當他告訴我這情況時，我指示他閉上雙眼，並且想起《星際大戰》第一集，當歐比王・肯諾比（Obi-Wan Kenobi）教他的年輕徒弟路克如何感受「原力」（Force）的那幕。

當然你會記得當時機器人飄浮在光劍技藝粗陋的路克身邊，對他進行隨機攻擊，就好像他們在對抗雷射槍一樣。路克被機器人擊倒，直到他完全潰敗的那一刻，歐比王將他的眼睛蒙了起來，並且要他學習如何經由原力的作用來延伸他的感覺，如此他在機器人真的發動攻擊前就能感受到。起初，路克得到最壞的成效；接著，他的心冷靜下來，而且開始感受到自己與機器人動作間的聯結。他很快就能預料並且封鎖機器人的攻擊，他成功地使用原力來引導潛意識的直覺反應。當然，此幕為路克要去摧毀死星的重要時刻搭起了舞台。他遵循直覺的指示，解除了他的目標攻擊電腦，改而信任自己與神祕原力之間的聯結，並以此引導行動。

當我接受多年柔道訓練後，我必須蒙上眼、跪在墊子上通過一項測試，而我的師傅手裡拿了一把木劍，站在我身後。這個測試的目的是去感受當劍鋒即將落在頭上那一刻，面臨生死一擊時的感覺。在確切攻擊的那一刻，學生必須做出一個前滾翻來脫身。想像一下，在使用真正鋒利的武士刀年代，如果測試失敗的後果會是什麼！

鄧醫生努力向我學習，使得這件事變成一種苦戰，正如我一位智慧的老師所做的評論：「掙扎的感覺產生掙扎。」這個觀念是要你放掉自以為知道的事情，如此你的思想才能夠帶領你朝向一個更值得嚮往的新結

果。想起歐比王對路克的教導，我要馬克閉上眼，並想像他的雙臂從手肘處脫離。接下來我告訴他，重新將他的手肘關節接合到頭蓋骨兩側的耳朵上。

甚至，我還指示他去想像自己的眼珠隨意地從眼眶浮出來，完全脫離他的頭部，並且以三百六十度地繞著他的頭飄。我很高興他完全配合我的指示做，我告訴他，他應該想像有一百顆骷髏頭在他面前排成一列，他必須以每秒鐘一個頭的速度來感受每一顆頭所提交的訊息，使用他那脫離現實的兩個手肘來觸摸它們，以引出渴望知道的訊息。他如實地繼續照著我的指示。不用說，經此練習後，他的觸診功力大進。

神經語言程式學創始人之一的理查‧班德勒（Richard Bandler）也做過類似這樣的事，他使用超出知覺負荷的原理來改進一名客戶的網球運動。為了改進客戶的發球，理查將他蒙住眼睛，然後讓幾個人持續且殘忍地吊高球給他。正如你所能想像到的，對這位男士而言，一開始這的確是一件非常痛苦與尷尬的事。然後，他努力要回擊這些發球，一個，然後再另一個。當他最後被允許拿掉眼罩時，他經歷了一個級數的躍升。他發現，現在常常在對方發球前就預料到球路。

我們幾乎所有時刻都看不見自己周遭的訊息。想要使超自然能力或直覺變得更敏感，最簡單方法之一就是設定我們想要達成的目標，停止習慣性地將我們在下意識中所處理，或蓄意關注的眾多訊息刪除掉。

▌治療與轉變

我們確實可以用這樣的行為來治療某人嗎？誰知道！我不會宣稱自己是一名治療者，或甚至知道治療的概念為何。人體如此地錯綜複雜，我們甚至尚未觸及其謎樣的表層。看著所有複雜的事物，你認為以我非常有

限的知識與覺察，就能夠知道任何有關治療的事嗎？我可不認為。

但這並不表示，你所定義的「治療」，在這些行為中不會發生；治療的現象一直發生。我只是不想要你把我當作一名「實行者（doer）」，那個頭銜屬於上帝或宇宙的智慧。我們通常所做的，就是讓出來，不要擋在路上。當做這件事時，如果你可以抵抗誘惑，不去詮釋或使它變成你已知道的某些事物，那麼就提供了一個可能性，讓結果成為某種你不知道的事物。或者，至少你可以有一些存疑，這樣就容許你有一些搖擺的空間，好讓宇宙的恩典可以與你生命的元素相互轉換。

有一位女士到我的辦公室來抱怨一些健康上的問題。她有風濕性關節炎，雙手的手指上都有鵝頸畸形❶；她以前還有萊姆症❷的陽性抗體。她長年苦於嚴重的便祕、全身疼痛、失眠，除此之外還有沮喪、憂鬱；簡直是一團糟。在頭三次的看診中，我掏出所有臨床知識的壓箱手段，想要試著緩和她的症狀、治好她的過敏，並且替她的身體排毒。我採用了順勢療法、排毒療法，營養學與控制療法——我所能想到的一切——而在第三次看診結束時，她難過地報告，她還是未能有絲毫好轉。

了解到我在臨床上的所做所為都無法達到任何值得注意的程度與效果時，我決定嘗試某些真正不同的事情。正如我在這本書某處提到過的「遠觀者星空之門計畫」，我曾很榮幸地與致力於此一軍方計畫的原始心靈觀看者之一的林恩·布坎南（Lyn Buchanan）一起接受訓練。我要強調這一點，我在這個特別例子中的作為和遠距觀看無關，因為遠距觀看要求小心翼翼地實施一套嚴格的科學規則，而我所做的卻只是分配某些能象徵性地代表我客戶的隨機亂數。

然後，我用右手做出類似以占卜杖的意動反應❸，在紙上畫出一個圖案，打算用它來代表那位我想要幫助的女士的能量模式。在遠距觀看

中，這將是**第一階段**，你先產生一個代表目標訊息的形態圖像。而我所做的比較像是一種出於直覺的描寫，或是能量模式的圖片，我的潛意識經由我畫在紙上的圖像而表現出來。

第一個圖像是如此地複雜，我看不出來在該模式中有任何改變的可能性或機會。我繼續集中注意力在一開始所繪的較小區域，然後在另一張新的紙上以跟剛才一樣的方式來擴充那些訊息。這有點像是用一個監視衛星來拍攝某一地區，然後再用電腦軟體來聚焦，提升影像品質，帶出意圖目標極重要的細節。所以，你從城市裡的一個街區開始，找到該街區裡的一條道路，路上一輛特定的汽車，為了要確認那輛車的所有人，你大幅提高影像的品質，直到能夠看到汽車的牌照為止。

以同樣的方法，我不斷在每張新的紙上畫出越來越精確、簡單的圖案，直到我直覺地在新的一張紙上畫出一個感覺上像是解決辦法的圖像，而不只是對問題更精細的描述。

我十分興奮地在精神上用力從紙上擷取這個解救圖像的訊息，將此一模型的精義直接灌入客戶的胸腔或心輪，並且積極地使用我的想像力來影響轉化的效果。結果幾乎是即刻發生，她不斷往後退，幾乎是歇斯底里地不停大笑。「這倒是新鮮，甚至令人感到振奮，」我想：「至少她以前從未曾如此。」她盡情地大笑了至少又約十分鐘，然後顯現出一種進入深度出神的狀態，並且維持這種絕對沉靜的良好狀態長達一小時，實際上卻是「挾持我的診療室成為她變異狀態的人質」。但這其實還好，也是為何我的診療室有一間以上的原因之一：就是因為會有這些形式的反應發生。當我忙完當天的執業工作後，我反思這到底是發生了什麼事。我記得在巴斯帝爾自然療法大學有一位講師，他教的一堂課是基礎印度草藥醫學（Ayurvedic medicine）。在我們學期即將告終前的總結時，他告訴我們，如果我們的心裡發展出身

為醫生的同理心，並且到達一個程度時，我們只要在房間一出現，病人就會開始哭泣，那麼我們才真正地在朝向成為某些重要人物（甚至治療者）的路上前進。好吧，這名婦人倒是有相反的反應，那又暗指什麼呢？然後，我想起曾讀過的一本書，它的書名堅稱，笑是最佳良藥。「我們等著看吧！」我在心裡對著自己喃喃自語。

過了大約三周後，我再次看到她。她那天是來回診，我的祕書到處找她的病歷，但就是找不到。當她進來看診時，我向她致歉，並且問她是否介意再填一份病人資料。她回答我，她已經記不得她為何要進來，因為她之前的狀況都已經改善太多了，她甚至很少想起那些症狀了。當她填完就診表格時，在「主要的身體不適」欄中，她寫著「無──我希望繼續維持這樣！」

現在，不管她在任何時候走進辦公室，我抬起我的手到她胸部能量場的位置，她就會頹然往後退，但她笑得是如此盡興，如果有別人在旁，也會立刻受到這個狀態的情緒影響而無法控制地大笑。我從這位女士身上知道，歡樂的精神是會蔓延的，而我們應該早早就盡情享受，而非預防避免發生這樣的後果！

鄧醫生對這段故事的評論，是關於為何我們寧願採用如兩點這樣的方法，而非盡可能地針對症狀進行治療。「如果你能力所及，你不會想要進入一個問題定勢中；那也是為何我們會有兩點程序的緣故。它可以是你想要的一切，或什麼都不是，但最重要的是，我們並不會指示能量與某人的健康狀況，或是他們對於治療疾病的信念作戰。如果你施用了一個兩點或原型的技巧，你就不會與任何事物陷入苦戰。」你在兩點的程序裡學習的事情，是建立一個新的遊戲，你可以進入並以你積極的想像力來體驗。你會想要有效且毫不費力地將一個新的現實子集（reality subset）納入這個程序之中。

【注釋】

❶ 鵝頸畸形（swan-neck deformity）；類風溼關節炎會引起特定的關節變形，例如在手部造成手指呈杵狀（PIP，近心指節）變形，繼而拇指呈天鵝頸指的變形。

❷ 萊姆症（Lyme disease）又稱萊姆關節炎，由扁蝨傳染，症狀有紅斑、頭疼、發燒等等。

❸ 意動反應（Ideo-motor response）是心理學上的名詞，又稱念動反應或意動反射，指在表象過程中產生的動作，就是你心裡所想的，心裡想要動，身體就會有所反應。例如，右臂並沒有彎曲，而在頭腦中出現彎曲右臂的表象時，右臂的二頭肌便會發生微弱的收縮。

| 第八章 |

運用時光旅行的技巧
進行本體能量療法

手裡維持著一組兩點，
同時結合我的積極想像去時光旅行，
我開始倒數，而當我在精神上達到了三歲時，
她的脊椎就在我的手指下迅速變化。

在本體能量療法裡所教的東西，做起來毫無困難，任何喜歡新想法，並願意付諸實行的人很快就可以學會。

正如我在上一章中所談到兩點與原型時所說，你總是可以使用兩點程序當作你在本體能量療法內所做任何事情的起點。這提供你一個簡單的起始基線，讓你總是能夠測量你的結果。你一直以來所關注的焦點，會對你選擇的對象造成波的干擾，甚至導致分解與重組，成為一個新的模式。從變異知覺的量子模型來看，這意味著你只要持續地盯著一個實質的結果，就可以改變它顯現的形式。

兩點程序讓你能夠估量你想要改變什麼。在建立了你的起始點後，接著將你那具有創造力的意志專注在型態裡。接下來，放輕鬆，並且進入一個阿爾法的放鬆狀態，將你的心智完全從問題上移開。當你的意識與物質的量子狀態互動，你進行預測的行為與專注的意圖，將造成肇始動作的波動起伏，而這將一起影響觀測者與被觀測者。你已經與你的目標對象合而為一，暫時地融為一體。

我知道，這聽起來好像很難，或甚至不可能，但情況並非如此。任何人與所有人都做得到。你還記得我是如何努力去治療某人的五十肩卻徒勞無功的故事嗎？當我聽到我的引導者在他們的陣陣笑聲中告訴我「想像它不在那裡」時，這是我的一個突破的時刻。有時候，這就是那麼簡單；我知道我們全都有這個能力，不僅是知難行易，這個「行」恐怕

比你所能想像的還要容易太多了。想得太多，有時還會成為你達成目的的阻礙。那就是為何我說，在整個達到渴求成果的過程中，你最好用「玩」的心態。

若你經常練習如何將這些想法付諸實行，一段時間後，在所有遊戲過程所帶來的潛在可能性中，你的潛意識會開始進行轉換。在你還尚未熟悉前，就會開始想像與使用許多簡單而精確的新方法來做這些事情。這將會是專屬於你的方法，以適合你心智運作的方式與你別具創意的遊戲天分。你要把自己獨一無二的創造力帶進這個過程中。如果你想要看到我所說一切的證明，去上我的網站，並且閱讀貼在留言板上的故事。讀到有些人「來虛構編造一番，製造點樂趣吧！」的感覺很棒。你所感知的**事物**，以及你與生具備的**創造性意圖**，都將會變成你的現實。在充分的練習與信念下，你可以學習去掌控這個物理領域的元素。你所編造與決定想要生活於其中的所有一切，終將變成你的世界。

▌在你的兩點中提出問題

「問題」是你可以定義並聚焦現有狀態的方法之一。類似「我現在正注意什麼？」的問題可以激起大腦去注意，並重新得到和任務或目標有關，也正是你目前知覺所專注的資訊。如果你發覺自己所問的問題沒有幫助，或無法表現強而有力的狀態，那麼就去問一個更好的問題。嘗試實際的問題，例如「如果現在要崩縮波，會有什麼感覺？」或「如果要這個光與訊息的模式更有幫助，它看起來會是什麼樣子？」甚至「如果現在要讓情況變得更好，必須要做些什麼？」像這樣的問題，會創造出對你自己與其他人更有幫助的結果。至少，可以養成常問問題的習慣，這都會引起來自宇宙的有益回應。你可以相信，在你開口問出問題以前，答案就正在你眼前。在你問之前，答案已經給你了。

▌時光不再

另一個限制住我們現實的想法，就是需要花時間的治療過程。在我們所處的感知現實，即在我們的共識現實中，我真的相信在這些事情所耗費的「時間」是一個要素，主要是因為我們一直被教導要去相信這是確實的。如果我們毫不在乎別人的想法，牛頓物理學的定律在治療與轉換時所帶來的限制就可以稍微鬆綁一些。將細部交給一個能力比你更強的力量是一個好主意，因為在所謂的精神領域中，一般現實中的限制並不適用。

「事情在時間中發生」的想法，是由我們大腦的暫存軟體所誘導出的一種錯覺或錯誤觀念。即使是傳輸能量或是氣功治療的概念，也是基於「治療需要花時間」的錯誤信念。**考量在量子現實中可能會發生的事情：這些事情可以立即發生。**我們觀測的事件往往符合我們各自期望及相信事情「確實」應該為何。我們可以體驗即時的轉換。然而，我們的意識帶著時間編碼的感知偏見，卻依然可以體驗到事件正在逐漸「結束」或展開。

根據相對論，時間是個可變的東西，而且取決於觀測者的觀點。你是否曾經必須與某人花時間相處，而你卻不特別享受這段共度的時光？你可能發現自己不斷地看手錶，並且想著，到底這段時間要何時才可以終了。你是否曾注意到，在這種情況下，時鐘的指針總是緩慢地移動？再對比你和新愛人在一起時的情況，你很難相信，感覺上才相處短暫幾分鐘的時間，事實上已經過了九到十小時。在這樣的例子中，你的感知與內心對時間推移的參照被改變了。

傅瑞德・艾倫・吳爾夫（Fred Alan Wolf）在他的《時光旅行的瑜珈》（*The Yoga of Time Travel*）一書中主張：「經由量子波的活動，時

間的回溯旅行可以聯結未來與現在或過去的事件。」有一天，當我坐在餐廳，心滿意足地享受著我渴望的午餐休息時，我對這個概念忽然恍然大悟。我生動地想像光子如何從未來回溯旅行，而與我們稱為「過去」並向前旅行的光子相遇。這兩波光子的相遇之處，即在它們的交會之處，創造了當下時刻。在這兩條光子通路相遇的地方，經協調而形成了我們的個人時／空經驗。

傅瑞德・艾倫・吳爾夫還在他的《老鷹的探索》（Eagle Quest）一書中說，沒有一件事實際上是在過去決定的。過去與未來都以種種可能的方式與現在連結。當你真正做了我在本體能量療法中所稱的「時光旅行技巧（The Time Travel Technique）」時，你自己會開始發現吳爾夫博士的說法不但看似可信，也是一個可以採納、極為有益的信念。當你了解這個說法意所何指時，此觀念就成為你認清事實，並且能夠「進入」過去的一個堅實基礎。你可以利用兩點的技巧來對準你生命中意義重大、曾發生過傷害或特定事件的時間架構，並且進入那個波形模式當中，同時對事件上的情緒與物理現象發動「攻擊」。

過去與未來確實只是可能發生的後果。某種程度上是可以被改變的。在概念上，你可以將你現在所專注的力量與過去的一些元素糾結。藉著容許變異，更有益的結果就有可能發生，並且馬上產生一個弭平創傷的模式。這個新組成的事件，之後可以提供一個在身體上看得見變化的真實基礎。

或者你甚至可以使用平行世界（parallel worlds）的概念（我在稍後會更詳細談到）來想像一個新的結局，在此結局中，你之前所記得的事件或創傷不曾發生。此舉真正奇特之處在於，在你成功地完成了這樣一個動作後，你或其他涉及到你創傷事件中的人，有時再也無法精確地記起其中枝微末節的部分。簡言之，你可以學習以時光旅行回到一些全然不同的時空！數學家羅傑・潘羅斯（Roger Penrose）曾發表時間完全無法

精確定位的邏輯觀點。他這麼寫：「我認為，當我們考慮到意識的因素後，若還將一般的物理原理套用在時間上，那我們可能大錯特錯！」

▋ 使用兩點的時光旅行

以下是舉例說明時光旅行如何和兩點結合，並且由直覺得到原型的一個例子。當時我以一名參加研討會的學員做示範說明，手裡正維持著一組兩點，同時還要結合我的積極想像去時光旅行，回到她生命一個重要的時刻，這和我們當時正在從事的一個過程有關。我開始倒數，而當我在精神上達到了三歲時，她的脊椎就在我的手指下迅速變化，同時我還「看見」兩個連續而快速的原型影像。

第一個影像是一個老式的黑色水壺，壺中的水正沸騰。我認為這是一個重要的訊息，於是詢問內心的引導者，我該拿這個壺怎麼辦？我立刻就收到了答案，我應該把爐火關掉，好讓水壺中的水冷卻下來。有了這個想法之後，我「看見」了一個很像一個魚鉤的東西，上面還有蚯蚓，嵌在這個女人脊椎上的腰椎一帶。我再次在精神上問，我該怎麼做，於是又收到了一個影像，建議我將那魚鉤拉直，並且將魚鉤上的蚯蚓放掉。所以，我就在想像中照做了。這位婦女忍受下背部的疼痛已經好多年了，而當我對付完這些影像，並從她的能量場釋放這些模式時，她立刻就感到好多了。

在我告訴她，我看到什麼影像以及隨後做了些什麼之後，她向參加研討會的眾人提供了相關的訊息，以證實我們共同創造與經驗的事情。「當我三歲時，因為染上了嚴重的脊髓膜炎（spinal meningitis），被緊急送到醫院時，發燒到華氏一百零六度。」那水壺沸騰的形象當下有了完美的意義。她繼續說：「當我在醫院時，他們做了一次脊椎穿刺，試圖隔絕那個造成我發高燒的有機組織。」而當下那個被嵌在她脊椎裡的魚鉤也呈現了其重

要性！當我開始要對她作用時，她完全沒有告訴我任何病史，但是只要使出兩點、原型與時光旅行的技巧，就可以滿足她的需求了。

實行本體能量療法中時光旅行技巧的步驟：

1 執行一次之前在兩點技巧中所教的測量。

2 詢問客戶或夥伴的年齡。那會變成你的起始點，或是如在電影《消失的1943》（*Philadelphia Experiment*）中，談到時間時所稱的「零點」（Zero Point）。

3 以每五年為一單位來回溯過去，同時繼續維持著你依第一個步驟所述而進行的兩點。

4 設定你的目標，如此，變化的量子波將會在你「抵達」你希望能與之互動的事件或時間架構時交互作用。你並不需要真正地知道那事件發生的年歲，因為當你接近約略的時間參考點時，你會開始感受到你維持接觸的兩點在手下變得柔軟與改變。

5 要做好準備，你或你執業的對象可能會經歷到身體或情緒上的能量釋放。當此事發生時，溫柔地支持並安撫他們，並且試著不要去干預或剪接他們這個過程的訊息或經驗。

6 當一切都安定下來，並且達到一個明確的結論時，重新再使用一次兩點程序。如有必要，重複此步驟，因為那裡可能有多重的時間架構，想要更完全地解決該問題或模式，必需接近並進入其中。

就如同你在練習兩點步驟時，可能會有多重的時間或事件積壓在你所作用的模式中，當你在為某一特定事件或問題而使用此程序時，要不斷重複你的時光旅行步驟，每一次都將時間算得更深遠，直到再也沒有變化發生。花一點時間，看看我在本體能量療法網站上所做的例子，這一點都不難。事實上，有一位整形外科醫生在矯正一名嚴重脊椎側彎的病人時，也只是照著我的錄影教學帶跟著做而已。

這個技巧不僅很容易做，也是本體能量療法的百寶囊中最有幫助及最富成效的概念之一。我在執業時常常使用此一技巧，而它實際上是「知難行易」，做比寫出來要容易得多。例如，如果你想辦法治好某人的膝蓋，這會非常地有效；你可以想像時光旅行，回到膝蓋受傷之時，改變過去膝蓋受傷時的模式即可。這可以治療她的膝蓋，也可能會轉換她生命中那段時間的全部經驗，因為這兩件事情息息相關。

有許多次，我們旅行回到了某人出生的時刻。通常，會發展成為身體健康問題的模式，可以回溯到出生時發生的事情或能量。藉著重新安排出生過程的意識全像圖，你可以幫助某人的生命有一個新的開始。而且，顯然地，如果你回到了出生的時刻，甚至還可以再進入到更深遠的過去。你可以校準或追蹤從胚胎開始的旅途中任何一處所建立的模式，有時甚至還可以超越那個點。

不妨考慮用一個假設的想法來做為例子，當你的母親在懷你四個月時，你的父母頻頻爭吵。現在，在你長大成人後，也許當你回到你母親懷你四個月的同年歲時，你忽然發展出嚴重的焦慮，但卻在外表上看不出明顯的原因。我曾在時光旅行的過程中，見到這種問題立即獲得解決的許多例子。

▌ 平行宇宙

時光旅行原理的一個必然推論，是你也可以使用同樣的步驟去進入變異或平行現實。時間可以被想像為一個全像圖，而過去是由你所記憶的事件所組成的。但是根據量子理論，每一時刻都有多重的可能結果。當你開始改變關於過去事件是如何被組合的必然後，你就重建了意識的彈性，其中維持事件如記憶般建構的模式隨之鬆綁，足以讓你的心智（最棒的一種時光旅行機）馬上以不一樣的方式去重新解碼與上演這些事件。

超弦理論是統一理論的最新候選人，堅決主張宇宙的最基本組成分子是由振動的弦圈所組成。為了讓超弦理論的數學方程式能夠平衡且具有意義，它假設我們的宇宙至少要有八至十二維。我不知道這是否為真，但這是在從事這個工作時一個可能很有幫助的概念現實（conceptual reality）。在開始討論所謂「前世」的主題時，平行維（parallel dimensions）的構思與生命也是一個在科學上較能被接受的方式。我不知道輪迴之說的真相為何，但前世的想法至少是一個非常有用的虛構之事，或許讓你可以消除長久以來無法用其他方式解決的能量模式。如果人們對於輪迴的想法並不太自在，我稱之為一個「平行維表現」（Parallel Dimensional Expression），簡稱為P.D.E.。

平行世界理論聲稱，任何一種行動都會出現無限的選擇。詭異的是，量子突變（quantum quirkiness）觀點的科學擁護者說，為了其數學論證的平衡及意義，在那無窮無盡的可能性當中，每個可能性都會存在於另一個具有其特性與特徵的平行世界中。

另一個替代所有世界是由每個想法與可能性所形成的說法是：若是你能夠橫向移動穿越平行的所有世界，並有能力只顯現一個與其他世界不同的主要差異處，而那差異於是就能夠被融合，並在此一世界消失，那這

又表示什麼呢？這想法夠酷，卻也是一個極富想像力的解決問題方法。在《意識的維結構》（*The Dimensional Structure of Consciousness*）一書中，作者撒姆兒・艾芙瑞（Samuel Avery）大膽推測，也許這就是耶穌何以能餵飽眾生——將餅與魚的數目倍數相乘就好了。

想像如果耶穌能夠出入其他可能的「維」中，而且僅僅與適合的，能夠提供祂所需要的餅與魚的世界融合。以本體能量療法思考，此一方法倒是一個十分有用又有趣的策略。我是不是在說，這實際上是可能發生的？誰知道！這是否值得被視為一個富有創意又有用的虛構之事？當然是！

如果一個治療的方法也使用這想法會看起來如何？很簡單。想想某人的慢性膝蓋疼痛的例子好了。我們發現，在對象的身體結構上找到我們的兩點，使兩點相互聯結，或是更為固定、僵硬或堅硬。當下，也許我們可以應用時光旅行，以感覺或觀測兩點模式中的變化，來校準我們暫時的目的，同時我們的雙手還在維持著兩點。當我們來到正確的時間架構時，我們可以在精神上提出問題，並且注意著，我們所思量的動作過程中，是否有任何步驟會在兩點接觸時顯露變化。

如果我們考慮到橫向跨越平行維的想法，而且我們注意到在雙手下的肌肉組織變得柔軟，那麼我們就跟著那個想法「跑」就是了。現在我們可以講得更具體一些；我要做的是大聲數出我們會穿越的維數：一、二、三、四……而且，例如我會感到在第四層時出現一個變化。我於是放掉我的有意識想法，專注在我的意念上，並且放鬆，進入了轉換的變化量子波中。

如果你遵循著我為你們所展示的步驟去做，在這種方式中會產生出驚人的變化。我希望這個非常實際的應用例子，可以幫助統合並組織之前所教給你們的一些概念。

▌結尾的建議

既然你已經讀了本書那麼多的內容，我對你有一些實際的建議。

1 和我一起參加一次本體能量療法研討會，如此，你可以在團體教學時真正地進入我所教的一切波。

2 重新讀這本書，並且在任何你有疑問的地方畫線。

3 閱讀一些為門外漢所寫的量子物理書籍。試試本書參考書目，得到一些從何處開始著手的想法。

4 在任何地方、所有時間，並對生物與非生物練習這些想法。

5 進入www.matrixenergetics.com網站，並且閱讀貼在留言板中的所有東西。

6 觀賞我在輔助錄影教學區中，為購買本書的讀者所貼的內容❶。

7 查看我的網站有無任何新發行的書、DVD，或是可以幫助在你後續學習過程中的輔助教學器材。

8 相信你自己，並且學著延伸想像力的界線。

9 在尤達大師的話中，有一句：「做，或不做。沒有試試看。」不管要花多少時間與精力去掌握它，下定決心去學全這件事。它會讓你的生命收穫豐盛。

我在本體能量療法裡所教的東西，做起來毫無困難，而且任何喜歡新想法，並願意付諸實行的人很快就可以學會。我們所教的所有步驟與程序，老實說都很簡單與自然，即使孩童都可以照著做。事實上，有一名隨著母親一起來參加研討會的八歲大男童就可以做到我本書中所談到的事情。本書中科學的部分，對你們之中一些沒有那種學術背景的人，可能有一點複雜，但概念卻是很容易懂的。當然，對任何讀到同樣內容的科學家，我要說的是這些話：

> 如果你在晚間讀到這內容，我的解釋看起來似乎不全然正確，而情況確實如此，我就是如實地那麼寫。「我彈的調子、說的話，或甚至我的頭腦是否為棕色，其實都沒那麼重要。因為它只是一首北方之歌。」❷ 眨眨眼、點點頭，向披頭四與已逝、偉大的喬治·哈里森致敬。

本體能量療法同時包含了科學與藝術領域在內。藝術代表了想像的語言，然而對我來說，科學是藝術成為表現形式之實際法則的具體化。你可以將你對這些原理的實踐，化為可複製的、值得信賴的經驗；它們可以為你凝固，變成可觀察的事實。這些工具現在都在你的手裡，不管你的選擇為何；我希望它們能夠增進你的生命經驗，就如同它們增進我的一樣。

我正要去接觸那個會對你生命產生重大改變的兩點。這裡是第一點，而那裡是第二點；當我走筆至此，它們已經在我的意識中被編碼了。現在，在你潛意識的允許下，當你讀到這裡時，它們已被釋放至你的世界中。接受這情形發生的可能性，並且向前邁進，當下就進入渴望改變的狀態！

【注釋】

❶ 作者提供購買其英文著作的讀者上網看他的教學錄影，其中有關兩點的錄影教學內容需要輸入「asyouhold」的密碼。

❷ 此處是套用了披頭四（The Beatles）的歌，喬治‧哈里森（George Harrison）所寫的〈只是一首北方之歌〉（Only a Northern Song）的歌詞：「It doesn't really matter what chords I play/What words I say or time of day it is/As it's only a Northern Song.」這首歌第一次出現在一九六八年披頭四所演的電影《黃色潛水艇》（*Yellow Submarine*）中，次年被收入電影的原聲帶中。這首歌被視為哈里森譴責北方音樂版權代理公司（Northern Songs）的作品，因為這家公司奪取了這首歌的版權。

| 第九章 |

本體能量療法的體驗

幾秒鐘就會得到
深刻的回應，
而非幾小時，真是很棒的事情！

體能量療法容許我們超越治療，
進入個人的轉換。

如此地自由，這麼多別具創意的點子！

研討會的經驗建立了一個獨一無二的神奇環境，只能形容為「凡事情皆可能」及「諸事都有效」。參加的學員脫去他們的偏見與陳見，進入一個為心智所設、且富有高度支援性的遊樂場當中。一旦理性的左腦了解到，許多被教導的內容是以量子物理的某些主要觀念為基礎，有些所謂「古老的防禦意識」可以放掉對現實搖搖欲墜的掌控，以時常歡欣及屢屢令人吃驚的快樂感覺取而代之。學員們經常愉快卻又疑惑地發現，花了一個周末的時間，在替他們那些古老過時的思想與存在方式建立一套解決辦法的愉快新任務後，他們的問題似乎不再那麼吃力與沉重了。你不僅學會跳出思考框架，而且也開始懷疑，那個框架甚至可能根本不存在。當你以新的眼光來看你的世界時，你用來感知生命的方式也呈現了新的色調與色澤。或許在你自己的彩虹盡頭處，真有一點金色存在。

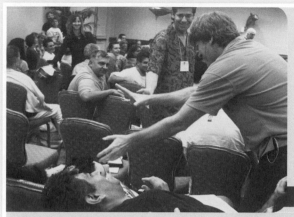

好好玩哦！

幾秒鐘就會得到深刻的回應，而非幾個小時，這真的是很棒的事情！我可以接通那個不受物質世界限制的無限當中。我學習如何以一種有趣且好玩的方式，在物質世界與感情狀況做出立即的改變。感受那能量的改變，有些甚至相當強烈。據說主要的關鍵在於保持嬉戲的心態。

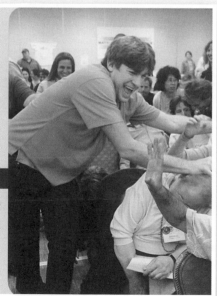

瞬間的改變

我尚未讀過「哈利波特」系列的書，但從我所得到的訊息，J.K.羅琳（J.K. Rowling）似乎使得下一代可以輕易地學到我們剛學會的東西。並確認我不需要使勁地「治療」或處理，瞬間就能改變了我的世界。

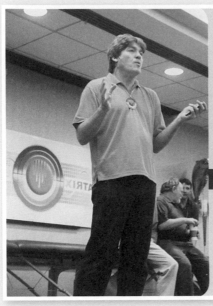

伸展現實

本體能量療法是現實的帳篷得以伸展之骨架，容許我們超越治療，進入個人的轉換。事實上，它是重新建構我們現實的一個方式。如此地自由，這麼多別具創意的點子！這是大人的霍格華茲魔法學校！

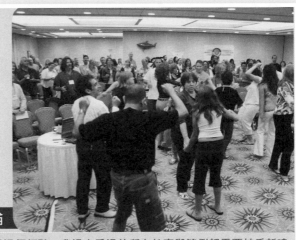

統一場理論

我不需要知道任何事情。利用這個經驗，我過去受過的所有教育與範例都需要被重新建構。在了解後，我經由意圖與選擇的媒介，建立了我自己現實的每一面向。本體能量療法是一個可以統合我努力所做一切事情的統一場理論。

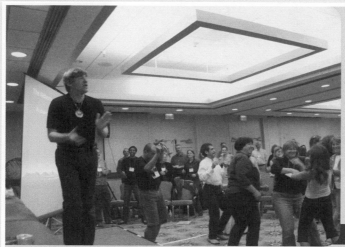

好一趟旅程

我有很好的想像力，已經延伸而超過我的「舒適區」外；我匆匆忙忙地趕上。我知道我會到達，因為我想要且能夠獲得——好一趟旅程！

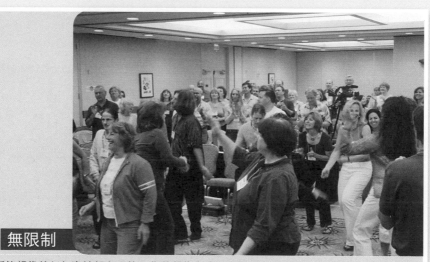

無限制

你所能想像的任何事情都有可能。你的想像力才是限制。

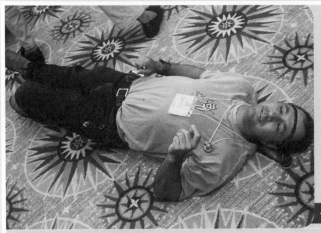

一次迷人的體驗

「我在上百人面前躺在地板上，無法移動我的手臂與雙腿，同時我的身心正在做著只有上天知道的事，就這樣過了半小時。我不僅覺得不錯——這也是我所曾經有過最美好、最不凡、嚇人且迷人，也是最深刻的體驗。感謝您。」

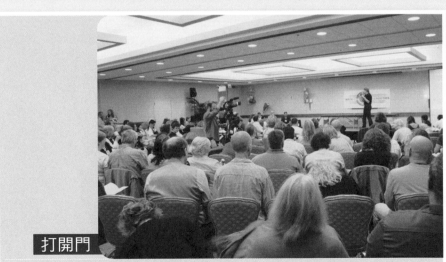

打開門

研討會就是奇蹟。看到什麼是可能之後，便打開了生命中諸事之門。

| 第十章 |

本體能量療法的故事

令客戶大為驚奇的是，
為期九個月之久的脖子問題，
經由時光旅行，
在一秒鐘內就消失了。

那位媽媽在周五打電話給我，

在電話中就哭了起來，

因為醫生找不到那個腫瘤。

它消失了。

下列是有關本體能量療法的療癒故事。我將它們拿來與你分享，在這些例子裡，本體能量療法是有幫助及可以廣泛應用的。

故事1 按摩或訊息？

我是一名按摩治療師。六月間我去上了本體能量療法的第一級課程，在九月上了第二級。我最近有一名客戶在脖子和上背部出現疼痛。她說頸椎骨C7的位置非常疼痛，而且痛點很深，無法實際接觸到。當我與她「玩」時，她的身體重量全部移轉到左半身。她後來告訴我，童年時她跌斷了左腿。在那之後，她從未能夠將全身重量放在左半身。她對於所有的重量現在可以集中在左半身的狀況感到很驚訝，而且並不會痛。我甚至未曾注意到她的左腿，更未曾嘗試要對它做出任何事情。然而事情就這樣發生了。

接著，當我繼續時，她的頭往後仰，而且她說：「現在接近我C7上的那一點了。」在當時（在我的心智之眼中），我看到她是一個處於極度害怕的孩子。我與她談話（在我的心智中），並且問她是否想要釋放這些恐懼。她實在太害怕了。所以我說：「也許妳可以只放掉『一杯的量』，然後再看那樣的感覺如何。」她照做了，而且感覺不錯，所以我問她是否要再放掉一杯的量，她也做了，感覺因

而變得更好，所以她要『放掉一整桶容量的害怕』。就在此刻，我的客戶告訴我，她脖子裡的疼痛已經完全消失了！然後我告訴她，剛才在我的心智裡發生的事情，接著她說，這對她意義非凡。她毫無疼痛地離開了我的辦公室！

──達拉

故事2 使彎變直

我曾經治療過一名婦女，她背痛多年，幾乎成了殘障。經過一個療程後，她未再感受到疼痛，而且從此之後，就完全未曾感受到任何疼痛！我對她施用了本體能量療法的種種技巧。同時，我還矯正了一個脊椎側彎。我看到兩個現實並排，一個現實有脊椎側彎，而另一個沒有。我集中注意力在沒有脊椎側彎的那一個，而且真的有效！

令客戶大為驚奇的是，為期九個月之久的脖子問題，經由時光旅行，在一秒鐘內就消失了。在一次研討會中，遇到一個朋友，她向我抱怨她有長期的膝蓋問題。我在膝部的兩側各做了一次兩點，而且她說，當我彎下腰來施作兩點時，她的膝蓋就開始調整。那還是在我觸摸她之前！一旦我開始觸摸她的膝蓋，她馬上感到不可思議的熱度。整個過程花了大約三十秒鐘，而兩周之後，她的膝蓋依然完全毫無疼痛。

有一位男士最近手臂受傷：我從兩呎外對客戶的手臂上做了一個無觸摸式的兩點步驟。我指示其中一點落在他的手腕上，另一點朝向天花板。他說，他覺得冷風從手臂中被吹走，而那疼痛就在一分半鐘的時間內消失。祝福。

──湯姆

....

我透過一個朋友,幾天前遇到本體能量療法的創始人理查·巴列特醫生。我對他的所做所為並不感到驚訝;然而,我很興奮,科學已經整合了我們期待已久的東西。而發生的事情已遠遠超越了僅止於量子物理學的範疇。我很高興我變得更接近自己。

我只參加了他的演講就接受到了本體能量療法的力量。在他一個半小時的演講與示範後,我的脊椎自己就拉直了,我右耳的長年感染也不藥而癒,右肩的僵硬跟著消失了,而我也可以輕易地將雙臂舉高。翌日,我的身體開始排毒,而且我注意到,我比那場示範前的自己,更能深入到靜坐冥想中。

—— 真弓

....

我在參加第一級與第二級的本體能量療法研討會之後的星期二早上一覺醒來,對於自己所學會的事情感到很納悶。我覺得自己的腦袋似乎超載到一種地步,好像無法記住過去三天來所學到的任何東西。所以我想,如果我不記得,當然無法使用它!這個想法為我的無為藝術設立了完美的一課。

我的一名員工在某天早上進公司時,覺得她似乎已筋疲力盡,她三歲大的女兒最近學會了如何哀鳴吵鬧,她的丈夫要求襯衫要燙好(當然是在她吃晚飯時提出),而一些客戶又對她步步進逼。所有這一切都使得她處於十分暴躁不安的情況。

當她在告訴我這個故事時,我忽然興起一個念頭:「如果她對於所有她現在正在經歷的一切都有一種平靜的感覺,那會是什麼樣的感

受？」我的身體開始萌生這種感受，但她還繼續説話。當她説完時，我問她是否願意嘗試我們在研討會中學到的一些辦法，而她同意了。當我伸手朝向她的頭頂，她開始向前傾倒。既然我尚未「做任何事情」，於是讓她穩定下來，並且移到她的身側。我將一隻手放在她的頭上，並且用另一隻手觸摸她的背，準備要去做一個兩點步驟，她迅速往後倒，一屁股坐在地上。這一切發生得如此迅速，我們非常驚訝，因此只能傻笑。然後，當繼續這個程序時，她開始大哭。幾分鐘後，她覺得完全都不一樣了：更冷靜、更快樂，並且準備去享受時光。

這個經驗正是我自己要通過的課題「我能否這樣做？」所需要的。這震撼的一課完全無為卻讓我獲得強而有力又令人難以置信的結果。所以那一整天，當我和其他人「玩」時，我當然不擔心後果；我完全相信效果已經達成了。本體能量療法很奇妙。我覺得像是回到家一樣。

故事5　再添兩樁神祕事件

我在一名兩歲女孩身上使用本體能量療法。她已經生了六個月的病，醫生們不知道她出了什麼問題，直到數周前他們在她的脾臟上找到一個少見的腫瘤。我做了兩點、幾次頻率、一次模組，以及我的引導者告訴我該去做的一些事情。我看到波與變化的發生。她離開我的按摩檯時覺得自己好多了。我對她施行這些作用時是在周一，到了周五，她要再做一次核磁共振造影（MRI），可能還要切片檢查。我要求她母親於核磁共振造影後打電話給我，讓我知道醫生怎麼説。那位媽媽在周五打電話給我，在電話中就哭了起來，因為醫生找不到那個腫瘤。它消失了。

我也曾治過一個腳踝跌斷兩處地方的傢伙。由於腫脹，他們不想馬上就做外科手術。我做了兩點技巧，一些頻率，以及一次模組和時光旅行。我觀看那波並且能夠看到骨頭歸位。當他離開時，腫脹已經消了。兩天後他去看醫生。他們在腳踝部位做了一次核磁共振造影，而傷處早已開始復原。醫生告訴他，他不需要進行外科手術了。

——蜜雪兒

故事6 相對論

自從參加研討會後，我就對一些人施用我新學到的東西，大部分都是身體上的問題，而結果令人震驚。我的姐姐大約於一周前從樓梯上跌下，並因此疼痛不堪。我對她作用了數分鐘，她覺得好了百分之九十五。翌日早晨她醒來後，馬上就感到全都痊癒了。好傢伙！當她發現到自己感覺好多時，臉上的表情真的很好笑。哈！

參加研討會約兩周後，我的生活起了相當明顯的變化，不是些微的，而是大改變。我注意到的第一件事，就是我現在的看法非常正面。我發現自己很容易放鬆與保持平靜。正如理查和馬克所說，我找到的是解決的方法，而非問題。這似乎自然地發生，而且絕對令人愉快。對我來說是一大改變。

我同時也在電話上對我前妻的關節炎作用，同時也得到類似的結果。我就像是在聖誕節的早上得到新玩具的孩子（笑）。

我只是為所有可能的最好結果保留空間，而它們馬上就會在我眼前發生。我四處都看到這樣的事情同步發生，而解決之道總是如此美好而令人矚目。我滿懷敬畏，見證這些事發生，並且在其中扮演一個角色。

理查，感謝你。馬克，感謝你。你們表達的想法，尤其是你們呈現的方式，對我的生命造成了很大的不同。最深的祝福。

　　　　　　　　　　　　　　　　　　　　　　　　—— 葛蘭特

故事7　小小奇蹟

　　一名六歲的男童於乘車時，眼睛被美工刀戳到。在接受急診室的外科手術與用藥數周後，我見到了這名孩童。明白我們要進行轉換，我施行了時光旅行、兩點等。他的祖母因為車禍而失去左耳的聽力，我也對她作用了。時間是在周六。

周日，那位祖母打電話給我，並且告訴我，當她在臥室為那男孩換衣服時，他抱怨光線太亮。疑惑之下，她舉起手指，而他竟然可以看得見。這個小傢伙的視力大幅改善了！她同時也說，她現在可以在電話裡聽見撥號聲，而如果你直接對著她的耳朵說話，她可以聽得字字分明。當她開車時，很興奮能聽見摩托車呼嘯而過的聲音。本體能量療法讓我始終都驚奇不已！對所有的學員與巴列特醫生、鄧醫生，感謝你們。

　　　　　　　　　　　　　　　　　　　　　　　　—— 賴瑞

故事8　佛羅倫斯的五十肩

　　她來看我時，僵硬頂著她的五十肩而來。她的物理治療師已在她身上努力了好幾個月了，但都沒有用。十八個月前，她在匆匆忙忙趕著應門時跌倒，左肩的骨頭因而錯位。她經歷了外科手術（刀疤黏附著骨頭上），而從那時候起，她就完全無法抬高或舉起手臂。她後來變得迷惘失去判斷力，她的家人於是將她安置在一間有人輔助生活的公寓。

我們一起做過三次兩點及一些頻率治療，而每次療程結束時，她都能夠活動得更好一點，但是她每周都會回復到初始的狀態。在第四次造訪時，我嘗試理查的時光旅行回溯，然後發現她的肩膀記憶回到了七十三年前！在五十肩開始時，她的肩膀年齡才兩歲半；所以，我問她在那一年發生了什麼事。她以奇異的眼光注視著我，並且解釋她的無名指被門夾住，指尖被切掉。他們將她的手指包得非常緊，有好幾周之久，而小芬妮任何時候都將手緊緊抱在胸前，以保護手指不再疼痛。那手指和她的五十肩在同一側。

所以，我們再旅行到更遠一點的時空，來到芬妮兩歲時，並且要求她對受傷的身體與感情都要有不同的反應。在崩縮波並添加了某些撫慰的頻率後，我們測試她的動作範圍。她擁有完全的行動能力，遠比之前的療程表現得更好，而她深褐色的雙眼中盡是難以置信的表情！她不需要再來看我的診，而我也從此未在輔助生活公寓看到她。不過，我是看過她開著她那輛粉紅色凱迪拉克大車在城裡閒逛。

故事9 避免即將進行的外科手術

二〇〇四年七月，那是我參加第一次本體能量療法研討會的兩個月後，一個挑戰自行出現了。有好多天，我的腸子越來越疼痛並不斷抽搐，而當我突然發高燒上升到華氏一百零三度時，我被送進了醫院。他們對我做了電腦斷層掃瞄攝影（Computed Axial Tomography Scan，簡稱CAT），並且診斷為大腸憩室炎（Diverticulitis），還有嚴重的感染。服用抗生素六天後，我又再度發高燒，並且血壓激升。他們又做了一次電腦斷層掃瞄攝影，但得到和上次同樣的影像。醫生來到邁可和我的面前，並且說，既然投藥無效，他們必須安排外科手術來切除引起問題的結腸部分。他

安排於翌晨進行一項檢測，以決定要切除哪一部分。

將我的皮切開！這可不是我現實的一部分。在一開始的流淚悲泣後，我知道我必須去嘗試本體能量療法，即使我覺得自己不知道要從何去做。我打給柯瑞秋，請求幫助。她告訴我就照著自然的感覺去做，而她會在家裡幫助我。

「但是」（but）這個字會帶出太多情緒，於是我問了問題：「如果我的腸子對這些彎扭的壓力有不同的反應，所有從我出生前的感恩節直到現在發生在身體與情感上的壓力，會變成什麼樣？」我在我的右肩上找到第一點，然後在斜對面的左臀下方找到第二點，做了兩點——而結果，哇！

有一種像是定音鼓那樣砰砰作響的感覺，猛擊著我的身體，然後搖動了床。接著忽然有不請自來的影像在我眼前出現，腸子上有一層像是棉花糖燒過般的痂殼片片剝落，然後被風輕輕吹走（我以前從未見過這種原型）。

哇！我幾乎迫不及待地想看到早上會發生什麼事！我打電話給邁可與柯瑞秋，讓他們知道發生了什麼事。

在次日早上的結腸鏡檢查後，沒有馬上得到任何消息。我聽到一名護士問另一個：「你確定這是三一四床的結果嗎？」而對方回答：「那是她的全部結果。」

那裡絕對沒有任何他們必須進行外科手術的證據。事實上，器官組織的照片非常粉紅、光滑與健康。一名愛發脾氣的醫生在第二天早上送我回家。

故事10 **對的時間、對的地點、對的行動**

兩周前，我從床上坐起，兩腳落地，準備去工作，但在床邊坐了一會兒後，我決定那一天不要去上班。我打電話進公司，掛上電話，然後睡了回籠覺。過了一小時，電話鈴響，一位德國女士打電話給我，並且告知我，我們曾在兩年前交談過，而我當時告訴她，我能夠治療她。我──有這麼說嗎？對我來說，這段話聽起來頗有自信。實際上，是有點提心吊膽，我完全不記得這名女士或那段對話。她繼續解釋，她當時曾記下我的電話號碼，但後來弄丟了。她花了兩年的時間試著去找到我的號碼。終於，她放棄了，而那天早上一張紙片從她所看的書中滑了出來。她立刻就打電話給我。她再次問我，是否願意治療她。我直率並謙遜地回覆她，我願意一試。我告訴她，將咖啡煮上，我馬上就趕過去。

醫生們已經切開了她的右腳上方，並且截斷了所有的神經末梢。腳趾頭都已經變形並長到側邊，蜷曲在腳下，大拇指更是變形往另一個方向長。我做了本體能量療法，重新將神經末梢連接起來，並且使腳趾頭都重新校準。

我在時間中逆行，並且發現當她在好幾世前還是小女孩時，曾因受到各種形式的傷害與創痛而痛苦不已。腳的問題就是那些傷痛的具體顯現形式。我一面在腦中看著一幕幕上演，一面向她解釋我所看到的情境，她緊靠著我，並且看到了同樣的東西。我們看到她的紅色三輪腳踏車，於是我告訴她，將「恐懼」放在腳踏車前的籃子裡。她說，她沒有籃子。我告訴她，現在她有了──就掛在腳踏車把手上，有著紅色的流蘇。她問我，是否能把泰迪熊也放進籃子裡，和「恐懼」放在一起，然後她這麼做了。她踩著腳踏車，來到了橋上，踮起了腳尖，將恐懼丟入江中，並從橋上的欄杆間隙中望

出去，看到它隨波而去。我接著重新將神經末梢從腳部接回腿部。

在療程後，她邀請我一同午餐。當她穿越房間時，忽然在半途中停了下來，她再也沒有任何的疼痛了。那原來蜷曲的腳，現在拉直了，而且功能完全正常；她熱淚盈眶。她向我報告，她每天都在持續進步中，現在已能夠高高站起，直立不動也沒有任何痛苦。

這件事發生在正確的時間、正確的地方，以及正確的指示下。我所做的一切，不過是傾聽罷了。

—— 吉爾

故事11 遠距離

我認識的某人，她在過去數年中曾涉入一件連環車禍。她從此一直處於惱人的疼痛當中。有一天，我才剛結束對她進行的遠距治療，就發了一封電子郵件給她，告訴她我才剛結束。她告訴我，她曾經有段時間痛到食不下咽，但不久前才剛旅行歸來，就在開車時忽然不痛了。她於是打電話給一個朋友，一同去進晚餐，這是她數日以來首次能好好享受的一餐。她回覆了我的電子郵件，並且說，我作用的時間，正是她覺得好多了的時刻。

—— 瑪琳

故事12 平衡的藝術

我與一個朋友在線上交談。她提到自己有一條腿比另一條短，而且她的屁股會痛。所以我要求她去照鏡子，並且告訴我，是否有一邊的臀部比另一邊高？她的右臀正是此情況。所以我說：「如果兩邊是對齊的，那會是什麼樣子？」她提到，她的兩側臀部

都覺得很有趣。我告訴她，再去照鏡子看看。她的屁股等齊了，而且不再疼痛了。

—— 瑪莉

故事13 母愛的療癒力量

我曾經被遠距離治療過。我當時傷到了拇指，醫生替我照了X光，並且說拇指骨裂了，而且肌腱也被扯斷了，需要接受外科手術。我打電話給我媽（我的執業醫生），並且向她求救。她住在華盛頓州，而我住在科羅拉多州。我坐下來，在電話上，她帶我回到受傷當時。這一次，我的拇指衝進一大團棉花球當中，而非往地板上衝。不到一小時，我就覺得固定的敷料很礙事，於是將它拿掉，並且發現拇指完全能夠動作，而且不會疼痛。

當我再度去看醫生時，他們帶我去照X光，卻看不出拇指有任何問題的跡象，並且完全沒有造成任何的不便。我母親的治療讓我同時了解自己有控制上的問題，便改變了我對於控制的感知，並且釋放了我的憤怒，提升了我積極正面的標準等等。本體能量療法，阿門！

故事14 替腦子重新接線

我在澳洲的一個朋友要求我對他在紐西蘭的家人施用本體能量療法。其中，尤其是他的兄弟，三年來都飽受長期的頭痛折磨。我「看」進他腦子，並且看到有兩條迴路相互交錯。我移動交錯的迴路，將它們塞回他的頭部。翌日，朋友通知我，他兄弟的頭痛停止了。這件事迄今已經一個月了，而後者的頭痛也不再復發。

那位朋友的父親曾接受一項手術，但醫生無法阻止他持續出血。在他父親同意下，我的朋友要求我去進行調節。我從他的頭頂到脊椎作用本體能量療法；第二天，血就止住了。我不知道是不是我的功勞，但我朋友將功勞全歸在我身上。

故事15 本體能量療法與動物

　　○○五年二月我參加了研討會。我只是鄉下的一個小農夫，需要一些工具來幫助處理我家每天都會發生的一些日常事務。我是第二次參加，並且想要增加我有效施用本體能量療法的信心。（讓這成為我去注意一個人的目標的紀錄！）

在研討會後翌日，我還要完成全職的非農場業務；一如往常，我要在日出之前起床餵食那些「畜生」。當我進入畜舍時，就聽到相當大聲，但卻是斷斷續續的咩咩聲。這樣的叫聲會讓你的頭髮都豎立起來——這是新生命的聲音，但夾雜著驚恐與痛苦。這聲音應該只會聽見一次，而非這樣零零落落，持續不斷地出現。

我往外跑到羊欄，看到那裡有兩隻山羊相互成犄角之勢站立，牠們的頭都往下垂。地上既泥濘又寒冷，我搜尋新生羔羊的蹤跡，卻什麼都沒看到。當我繼續檢查這兩隻羊時，卻看到泥濘地中有一個骯髒、軟弱而無生氣的軀體；而在羊欄的另一邊，是另一個軀體——完全不動。我撿起鬆垮垮的新生羔羊，並且奔回屋內。我很害怕，這個小生命在還尚未開始就即將要離去的想法令我升起無助之感。我知道我應該施用本體能量療法，但我因害怕而嚇呆了。我將羔羊帶給屋裡的一位客人看，她也曾參加過研討會（不過她此時仍在床上夢周公）。她立刻就施用了一個兩點步驟，以及一些頻率，並且將羔羊抱起來，塞進毯子裡。我往外走，去照顧那在我抵達前即已

往生的那頭羊。當我結束了農莊雜務後，我又回到屋裡。那隻羔羊活了過來，一直保持著健康，沒有肺炎或其他毛病——這對於一個這樣開始生命旅程的年輕生命是非常常見的。

這應該夠刺激了，但是不僅止於此。第二頭羊，也是那頭羔羊的祖母，三小時後也進入了難產。正當我斥責自己在援救新生小羊時竟被嚇呆之時，卻赫然發現自己正用兩點步驟幫助那頭母羊生產，並且想著這整件事情就像是一個滿是油脂的斜坡一樣順利。一隻小羊出來了，然後又出來兩隻！牠們母子均安！

翌日，我走出房舍，而那隻羊的妹妹（牠也是第一次當媽媽），真是在開玩笑——再一次，又是一隻小羊死去，而另一隻甚至哭不出聲音來。我抬起小羊，並且幾乎感受不到牠的心跳。這一次，我可沒有任何人可求助了，所以我必須自己來施用本體能量療法。再一次，那隻羔羊救回來了，我還帶著牠一起去工作。我們替這隻羔羊取名為「老鼠」，因為牠實在太小了，牠活下來了，而且還很健康，都沒有生病。接下來四天，每天都有小羊出生。一旦我照顧好「老鼠」，就再也沒有任何併發症了。

我在一周內對一隻三歲的喜樂蒂牧羊犬作用了兩次，牠的右後腳踝關節裂開，後面的腳上也有一個腫塊，牠的主人本來要帶牠去看獸醫。我大約在一周後再見到狗主，他說他的狗不需要看獸醫了，牠的腳很好，小腫塊也消了，而牠現在精力充沛，到處跑來跑去。當我在對喜樂蒂牧羊犬作用時，我察覺到牠知道我在做什麼。牠兩次都沉穩地站著，雖然在第一次治療時，牠的後腿會不時地抽搐。兩次的治療都是在我公寓外的停車場上進行。

我還從遠距離對馬作用。牠有腹絞痛，但是獸醫並不知道該如何處理，因為牠一再復發。我做了兩點與時光旅行，還有一些頻率，我

看到那波，而變化就發生了。馬主人後來打電話給我，讓我知道腹絞痛已消失，而且未再復發。

——邁可

故事16 本體能量療法的運轉

我在研討會後於附近閒蕩時，有一位講師問我是否可以幫她換一下扁掉的輪胎。因為曾換過許多次輪胎，我就答應了，於是我們繼續從後車廂中將工具拿出來。當我還是孩子時，螺栓扳手是由沉重的金屬所製成，而且夠長，如此你便可以有效地利用槓桿原理來鬆開拴緊的螺栓。不幸的是，現在，它們製成的樣子和以往不同了。扳手既輕薄又短小。我試著用手臂的力量來轉動扳手，但卻根本沒用：我站在它上面，用全身的力量來扳動，但還是文風不動。到了最後，我盡我所能，在那扳手上跳上跳下好幾次，卻還是只能失望放棄。螺栓根本動都沒動。

「來，讓我來對它做一個兩點步驟，」那名講師說。我們都咯咯笑了起來。當她施用兩點時，我繼續用力用腳去壓扳手，**而螺栓幾乎毫不費力地就被我鬆開了**！這真是令人難以想像。而接下來的每個螺栓，都發生同樣的事情。

身為這世上最大的懷疑論者之一，我發現，這是我們可利用的一種堅實的物理性「證據」，並非僅是健康的問題，也是日常生活所需。在研討會中，當巴列特醫生在作用時，我因為坐得太遠而未能真正地看到實質的結果。此一經驗讓我看到這個力量以一種實際的方式來運轉。

我住在一艘船裡。可惜，今年冬天我必須將它拖離水中，好讓它變乾，然後移到陸上的設施。那意味著船上所有東西都要拿下來：船的桅杆、牽索與帆的下桁——甚至螺絲與鉤環等五年來從未移動的東西都要解開、鬆掉、移走與貯放。我想船和我都對這些程序不是太高興，至少，一切事情都不太順利。

而這就是本體能量療法大顯身手的地方。在幾經掙扎後，我嘗試施用兩點，至少，是我所能了解的兩點。每次我碰上那些真的很頑強的螺絲或鉤環時，我僅是對它們施作兩點，就可以「看」到黃油或機油流經螺紋，使得它們全都閃閃發光與油滑，而每次在做第二次嘗試時，螺絲或鉤環似乎都毫不費力地一下子就移動了。

至少，幫助我將船折卸下來的朋友都為之驚奇不已。尤其是當我轉動了連一個魁梧肌肉男用一支大扳手、螺絲起子、槌子，或用盡全力都無法移動分毫的螺絲時。

——JKS

因為有種種折扣，我才從席爾斯（Sears）買了一組套筒，幾乎接近免費（當然，稅也比較少）。當我將它們從包裝中拆出來，排放到我的套筒架上時，我注意到最小的套筒居然是八分之三吋，而非十公釐。在外國汽車上，十公釐是一個非常普遍使用的尺寸，所以不管它是否免費，都令我很失望。於是我拿了那架子去給佩蒂看，但可能我的目的並不太正確；所以，當我在四處亂闖時，不小心將它掉在一個面朝下，放在一個垃圾桶上的大相框上（不要問我為什麼會放在那裡）。我們都清楚地聽到玻璃

碎裂聲音。我將手往下伸，並且用手指尖感受，確認在砸到的一角有一條明顯的裂痕。我鄭重道歉，並且解釋我本來想給她看什麼，即使當時她並不太感興趣。

當我離開房間時，我注意到她正對那依然面朝下的相框「發射波」，而我立即的（左腦的）想法是「是啊，對……祝妳好運！」後來，不到五分鐘，她就像常露齒微笑的貓一樣咧著嘴，拿那相框給我看。玻璃完好無缺──一點裂痕都沒有！

如果我想要祈求一項奇蹟，我很可能會優先考慮恢復國內金融赤字狀態等。但也許現在我只準備好接受朝向更大奇蹟的小小步驟。或許到了我視這類事情發生為常態時，比較大的奇蹟才會讓我產生敬畏之心。在任何情況下，類似的事情使得生命更加有趣！

只是觀察並在內心露齒而笑。

──麥基

故事19　時光旅行

當我參加你的研討會時，我旅行到了未來，並且為我的新／老朋友安琪拉留下了一通早晨叫人起床的電話。這通電話是要在她生日當天早上把她叫起床，並且對她唱「生日快樂歌」。

她告訴我，她清楚地記得有早晨電話這回事，並且有她這一輩子結交的所有朋友對她唱生日快樂歌。哇！我才剛用我的聲音設定了意圖──而她卻已有了上千人的合唱團。她說，因為這件事發生在她身上太不尋常，她還特地向父母提及此事。不過，當發生在我們使用本體能量療法時可不會哦！

▌ 兩點

我想提幾點，因為這可能會讓其他人受惠。首先，從知性面來講，我需要在建立兩點時要做些區別，可能涉及想法、感覺、想像等，還有將它「釋放（releasing）」，或者不管你想要將它形容為任何東西（例如，進入無為）。所以，對我來說，兩點似乎包含兩個步驟：「進入無為」是其中之一。第二，要有一種信任的意識，結合了一種放下的態度，對我來說這才真是讓它發揮功效的主要關鍵。藉著放下「我在對這人做某些事情」的意識，並且只要深深相信／有信念，任何需要發生的事情就會發生。對我來說，意圖在這裡就是那信念，或是信任意識的一部分。

所以，一直以來這如何進行？我在執業工作上就是持續地經由本體能量療法來轉換。我逐漸能事半功倍，而且我的病人幾乎全面程度地體驗到了加速的療癒。所有的事情都是藉由較少的作為！似乎當我交出我的力量時，我的治療變得更為強而有力。

| 第十一章 |

常見的問題

不管任何人
都可以學習本體能量觸療學，
而且事實上，
所有的人都可以精通與掌握。

對大部分的人來說，
本體能量療法能帶來不少的樂趣。
保持童心是很必要的，
才知道要怎麼去玩，如何去想像。

問題1 為什麼是「本體能量療法」這個名稱？

本體能量療法意指組成我們身體，且充滿生氣的結晶狀能量。進行學術研究的生物學家詹姆士‧奧薛曼（James Oschman）博士曾以此方式來形容生命體。骨頭、筋膜、連接組織，甚至腦中某些支援組織都是由液態結晶狀物質所組成，就像是老式收音機裡的晶體。關於晶體與晶體結構的有趣事情是實際上涉及所謂的量子現象（Quantum Phenomena）。有一個推測是，在不久的將來，將會造出一個結合生物科技與晶體的量子電腦。

我稱此一作用為本體能量療法，因為我不相信我們物質的身體是唯一的現實。我們本質上是光與訊息─能量的模式。而這是一流的物理學家在過去五十多年來的說法。即使你願意相信，它在你的日常生活中也無足輕重。但是，當你知道，你實際上是可以使用本體能量療法來治療某人的症狀、改變他的情緒狀態，或是改變他的心理歷程（mental process），新的可能性油然而生。輕輕的一個觸摸和特定的程序可能改變陳年傷痛的模式。本體能量療法利用專注於意念的力量。任何人都可以學習本體能量療法，而且事實上，任何人也都可以精通與掌握。

問題2 你的目的為何？

我的目的是盡可能地教許多人如何擁有這些感知能力與怎麼進行，因為這很容易學習。母親可以幫助她們的孩童與家人，在她們的指尖下，就能獲得免費的健康保健。本體能量療法是一個很強大的新工具，任何人都足以用來承載他們已在做的任何治療與轉化，而且多半可以立即見效。

問題3 任何人都可以施作嗎？

每個人都可以施用本體能量療法。事實上，最難學會這個方法的人，就是那些學位最高的人——那些實踐知覺感官物質狀態的人眼裡容不下奇蹟。這也有點像在「小飛俠彼得潘」中，當小仙女叮噹（Tinker Bell）垂死時，你必須要相信小仙女，她才能活過來。一旦你能夠相信，除了你所相信或已經歷的事情之外，還有其他的事可能會隨之發生，當接受一個新構想時，你就已經進入了「萬事皆為可能」的量子領域。

問題4 對大部分的人來說，要進入一個「量子領域」是一件很具挑戰性的事嗎？

對大部分的人來說，本體能量療法能帶來不少的樂趣。在參加研討會的第一天時，人們開始總會疑惑，到底什麼是真的。到了第二天，他們開始去想，「好吧，我們並不確定其中的真實性，但是我們並不在乎，因為能夠去做到那些以前從來無法想像的事情。這有很多樂趣；讓我們再多做一點吧。」保持童心是很必要的，才知道要怎麼去玩，如何去想像。

在電影《虎克船長》（*Hook*）中有很重要的一幕，其中羅賓‧威廉斯（Robin Williams）飾演長大後的彼得潘。他與失落男孩（Lost Boys）的眾孩童坐在一起；他們在桌邊享受一場大餐盛筵。而彼得潘因為長大，想像力跟著萎縮了，因為他無法想像任何食物，所以餓得半死。他越來越覺得沮喪。終於，他也開始玩耍，而當他這麼做時，裝滿了各種豐盛美食的餐桌忽然就出現在他的眼前。

這就像一旦你開始悠遊於本體能量療法的觀念之中，就會開始接受，你的世界觀可以大到能夠容納那些導致奇蹟般結果的概念。我遇到的好幾位量子物理學家，就像是孩童一樣，他們比其他人更願意去想像一個不同的現實存在。他們有「數學」支持他們的想像，而且也擴展了他們的信仰系統。但是他們會說這是現實必然呈現的方式，因為科學與數學都已證實了，這就是必然之道！

問題35 **意圖在你的施作過程中扮演重要的角色。**
　　　　請界定意圖，並且描述它在你的系統中將如何被利用。

意圖（intent）可以用來顯化你信仰的本質與結構，以成為可供觀察現實的能量基礎。你從未曾見過一棟房子可以不用藍圖就能興建；基本上，意圖就是你蓋房子的藍圖。如果你想要完成某些事情，你首先必須要能夠去想像它。一旦你發揮想像力，就能將其概念化，接著就能真的看到它發生，然後一步一步地去實際執行。在本體能量療法中，我們有一張被稱為「科學架構」（Science Structure）的藍圖，我們在其中以一種簡單的方式教學，如此任何人都可以了解；其中樂趣多多。一旦你了解一些真正的基本原理時，你開始理解量子物理中的概念提供了一個非常真實、可進入諸多可能性領域的門戶，其中立即的治療、物質的顯現形式與你生命中每一面向的實質轉換，全部都是有可能發生的。

一旦你了解本體能量療法的基本原理，你可以將它們應用在我們稱之為「人體」的量子實驗室中，觀察意圖的改變發生，並且為你自己決定其真實性——或者不是。一旦你這麼做了，就跨越了你從以前到現在所相信事物的界線。如果你那麼做了，你的想像力與你所能做的事情就再也沒有限制。這並不表示，你認為你可以，所以你就從大樓往外跳。那可不是什麼好主意；你是在嘗試推翻一個非常強大的共識現實。你可以使用那些你以往認為超乎自身的能力，並從一些簡單與安全的事情開始。我建議你，可以做許多以前你只能夢想的其他事情。

問題6 你所察覺的物質與物理現實本質為何？

物質存在，因為我們認為它存在，而且因為我們之中有許多人堅持「就是有這麼一回事」的錯覺或現實。我們虛構得如此完善，所以我們使之成為有形。我們已經取用了幕後的宇宙能量，並且透過我們的知覺與意識轉變為我們的經驗，我們稱之為「我們的現實」的東西。但是我們的現實是我們真正在心智內所建造的東西。韋恩・戴爾（Wayne Dyer）在他的新書《意圖的力量》（*The Power of Intention*）中曾談及此事。他結合了量子物理與卡洛斯・卡斯塔尼達這位著名的作家、哲學家與教師的元素。卡斯塔尼達在著作中呈現了美國印第安人巫師唐望的學說。

唐望教導，我們必須學會去觀看（See），但並非只是注視著東西。他指出其中的不同之處：當你注視著某件東西時，你是透過你的感知過濾器注視它；你是以被教導的觀看方式去看，以你所習慣的方式去看。當你真正地觀看某一東西時，你應該要超越了眼前的遮蔽，並且開始體會或覺知那個造成你之所以存在的能量模式。現在，這並不是說，為了要做這件事，你必須能夠去做那件事——你不需要有超人的洞察力或眼

力。重要的是你欣然接受「我們全都是能量」的概念，以及我們真的是由量子這玩意兒所組成，而我們也由此共同創造了我們現實中客觀存在的經驗。

問題7 本體能量療法如要作用，某人是否必須去「相信」？

我有一個貓的故事就提到這點。我相信貓兒們只有兩個信念：牠們應該被飼餵，以及牠們應該統治全家。有一天，一隻小貓進到我的辦公室，牠前腿的骨頭斷過，但未被適當地接合——因此走起路來有些問題。那隻小貓從不認識我，也從未聽過本體能量療法，並且不存有任何的預期。我把牠抱起來，施用了兩點，一點在斷腿上方，一點在斷腿下方，輕輕地觸碰達三十秒。然後我聽到「啪！」的一聲；骨頭重新接合，小貓只是發出「嗚嗚……」的聲音，並且非常快樂。過了半小時，當我結束與另一位客戶的工作後走出辦公室時，牠從一件家具上跳下來，看起來已完全沒問題了。那隻小動物對我所做的事情沒有任何的信仰，甚至也沒有無意識的信仰。牠並不需要有一個「這將會奏效」的預設想法，只要去觀察，並且能夠讓你經驗中發生的事情發生效用。當我說變化發生時通常很明顯，有時還很劇烈，並且能夠輕易地被任何人觀察到時，你可以相信我。

問題8 解釋你說的時光旅行是怎麼一回事。

呃，這聽起來可能有些好笑，因為你可以說是我捏造了一切，而身為我良師益友之一的理查·班德勒博士卻說，如果它是個有益的虛構，這就是可以的。這可能未必是真的，但如果它是一個夠好的信仰系統，能夠持續發揮作用，我就會接受它。我是實實在在地這麼認為。我可以觸摸著某人的身體，感受到那裡會緊張、痛，或是任何你想要尋

找的東西，然後在概念上於時光中回溯，接著當我來到那傷害真正發生或症狀開始的地方時，就會感受到我雙手下方的組織有所變化。那並不意味著我認為自己可以療癒癌症或任何疾病。我不相信療癒，也不相信疾病。我相信轉換，因為療癒和疾病實為一體之兩面。

問題9 為何你偏好使用轉換（transformation），而非療癒（healing）的字眼？

療癒是一個含糊的概念；它對你的意義可能和它對我的意義完全不同。療癒也是一個非常抽象的名詞，就如同疾病是一個抽象概念一樣。對於一個科學家或醫生而言，疾病描述著一組症狀、跡象或臨床的發現，以及實驗室的檢測，它們告訴他或她，這些症狀的集合體被用來命名這類失調。只是將某些事命名為這種失調，或是將這些症狀集合起來，完全無法界定這個人得了什麼病。我們是在討論「人得了什麼病」，而不是在討論「病得了什麼人」。這就是我為何不相信療癒這回事。以纖維肌痛症為例，它意所何指？它指的是，在連接的組織或肌肉有疼痛的現象——又怎麼樣呢！那不是一種疾病，只是一個描述。治療的技巧或療法也是同一回事；大部分的療法是設計用來解決功能性或病理學上某些成分的失調情況。它們只是某人的想法／信仰，被設計來對付他們正在觀察與試圖「治好」的部分症狀。

你正在接受用療癒的概念來對付疾病的概念：你可以稱之為「治療」（treatment），或稱之為「療法」（therapy），我比較喜歡稱之為「消失」（gone）。這並不是說，我是如此自大到去相信情況一定會如此，但這麼相信不是很好嗎？去相信你可以在瞬間轉換，不是比想著必須耗費時日的療癒還更好嗎？或者，沒有痛苦，就不會有收穫——這正是我所喜愛的一種。

在量子的層級，一個非常、非常微小的時間中，卻有無限的能量。此一能量無法被觀測，所以我們不知道那是什麼東西。物理學家理查·費曼（Richard Feynman）❶曾經說過，也許次量子世界（subquantum world）包括了倫理道德、作曲家與長頸鹿等等諸如此類的東西；他並不知道。我想那就是奇蹟發生的地方，所有可能性齊聚一堂的地方。當你針對某些被認為是非常自然的狀況，施用了一個超自然意識或非共識現實的方法時，一個衝突油然而生。你輕率地一頭鑽進了共識現實；你會撞見關於疾病或療癒的全套信念。

問題10 轉換在何處發生？

我相信它在心智與物質間相遇，並且在實質上都相同的能階發生。我們是在談有關光子（光）與訊息，這就是那裡的一切了。我必須去相信轉換是在亞分子的層級，也就是量子的層級中發生。那是你得到無限能量與極小時間結果的地方。費曼說，任何事情都可能在極小量的時間中發生。

問題11 量子物理學如何適用在本體能量療法的作用中？

有個被稱之為「海森堡不確定原理」（Heisenberg Uncertainty Principle）的原理。主要是說，你無法在不進入觀測並因此改變現實的情況下，去對一個系統進行觀測。合乎科學的說法是，如果你注視著某些事情，並試著去測量它的速度，你就無法追蹤到其實際的位置。如果你試著追蹤其位置，你會失去測量其速度的能力。你永遠都無法在同一時間對這兩者進行實際的測量；你在對其中之一進行觀測時，就同時改變了另一個。我開始明瞭，我們的意識在這個量子層級運行，並且不斷地建立我們的現實。我們所得到的現實，就是我們所接受，也是我

們被教導要相信的現實。

也有如自發性緩解（spontaneous remission）的事情。奇蹟在線性物理的範圍外發生，但量子物理學事實上卻能預言奇蹟。我們現在有稱此統一場理論為「上帝之心」的量子物理學家。葛瑞格・布萊登（Gregg Braden）曾對此有深入的探討。如果你正在對付上帝的意志，而你實際上只是那意志中運行的一部分，那你就已進入了同樣的知覺。

問題12 當你談到過濾器時，指的是什麼？

我們在意識中對於何者可能／何者不可能的期盼，是由我們信仰的本質與範圍所規畫。我們的信仰如同感知過濾器般地發揮作用，支配著我們能夠注意、並與我們具體可觀察的現實互動。我們稱此為共識現實。

例如，如果有人穿了一件紅襯衫，每個人都同意那襯衫是紅色的。但是從物理學的觀點來看，它並不是紅色的；它是除了紅色以外的每一種顏色。紅色是不在那裡的一個顏色，所以才會反射給我們！這是我們的感知如何捉弄我們的一個基本例子。他們可以完全與事實不符，但卻被廣為接受是真實的。

問題13 我曾看到某些人在施作時倒在地上。是否必須要發生這樣的事，本體能量療法才能發生作用？

人們在他們的身體裡經歷了一些感覺是非常細微的變動。這些變動常常有非常深刻的面向，而且通常亦是細微而難以捉摸。任一方式都可以產生一個轉換。有些事情每次都會發生；這就是這個方法美好與容易的地方。偶爾也會有更多的細微轉換發生，而且時常讓人突然就

從內心深處放鬆，於是倒下來，然後會再坐起來，同時感到煥然一新。
要發生這樣的轉換與改變，並不一定需要任何充滿戲劇性的頹倒動作。

【注釋】

❶ 美國物理學家。一九六五年諾貝爾物理獎得主。提出了費曼圖、費曼規則
和重整化的計算方法，這些是研究量子電動力學和粒子物理學的重要工
具。其著作甚豐。

致謝

我想要感謝賈克斯・L・羅威（Jacques L. Rowe）醫生，
他是我的第一位導師，他向我證明了自己能夠看到帷幕後的世界，而能量醫學是真實且作用強大的。

我也要深深地、謙遜地感謝維克多・法蘭克（Victor Frank）醫生，
他是「身體全面改造」（Total Body Modification）治療系統的開發者，他的學識能力使我能夠治癒我兒子的支氣管炎、氣喘與肺炎，而他待我就如同父親一般。

我希望能夠感謝M. L.里斯醫生（M. L. Rees），
他曾教我如何融合科技與魔法。他是一位「真正的巫師」，我深深地懷念他。

我也想謝謝我的老師理查・班德勒（Richard Bandler）博士，
他是神經語言程式學（Neuro-Linguistic Programming，NLP）的開發者之一。我曾經讀過許多不同作者的書，他們都受到神經語言程式學的深刻影響，但卻鮮少歸功給班德勒博士。我希望能夠歸功給實至名歸的人。

感謝我的良師益友大衛・丹頓（David Denton）醫生，
他透過玩弄頭蓋骨而教會我療癒的神奇之處。

我希望能對我的心靈導師
伊莉莎白・克萊兒・普菲特（Elizabeth Claire Prophet）
致以深深地、恭敬地感激之情，她教我「不知道」是無妨的，而那一種精神就是實際，而且深深地愛著我所有一切的缺點。

我想感謝我的朋友貝茜・柏格斯坦姆（Betsy Bergstom），
她介紹我認識了意識的薩滿狀態，並且向我展現該領域的正當性與威力。

在事物的科學面，我想對我的朋友卡爾・普瑞布（Karl Pribram）博士致以謝忱，他是一個將神經系統當成一種全像式現象觀念的開發者；還有我親愛的朋友威廉・提勒博士（Dr. William Tiller）鼓勵並徹底改革我有關科學的觀念，以及它們如何應用在一個可能性的神祕維度上。

我必須感謝我的編輯們：

瑞吉·謝雷（Regi Shelley）、赫爾·黎納·貝內特（Hal Zina Bennett）以及茱莉·諾麗斯（Julie Knowles），

也為我帶給他們的痛苦而致歉。

感謝Beyond Words出版公司老闆

辛西亞·布萊克（Cynthia Black），

她抓住了夢想，感受到魔法，然後堅持出版了這本書。

我要感謝遍及全世界的所有學生，

尤其是我的第一個學生馬克·費禮皮（Mark Filippi），

既是個親愛的朋友又是個大巫師；還有我的所有教職員們，若無你們，我根本無法在研討會上教學。

我想要感謝我的孩子賈斯提絲（Justice）、

納森尼爾（Nathaniel）、維克特（Victor）與達拉（Dara）

教導我並治好了我，還有我的狗席娜（Xena），牠是各種怪事的女神。

最後，我要衷心地感謝我親愛的朋友鄧馬克醫生，

他看到我能做什麼，想要學會我所能做到的事情，並且直到他成就了自己的現實後才肯離開。他為他之後的每一個人都鋪好了路，並且使得本體能量療法以研討會及以本書中的方式而存在。他是一位令人吃驚、不知疲倦為何物、全心奉獻、極好的朋友，而我將總是對他致以最高的敬意。

國家圖書館出版品預行編目(CIP)資料

本體能量兩指療法：療癒，就是量子的瞬間轉換！/
理查·巴列特(Richard Bartlett)著；劉永毅譯. -- 二版.
-- 臺北市：橡實文化出版：大雁文化發行, 2018.06
　面；　公分
譯自：Matrix energetics : the science and art of
transformation

ISBN 978-957-9001-59-5　（平裝）

1. 另類療法 2. 健康法 3. 能量
418.995　　　　　　　　　　　　　107008108

BH0003R

本體能量兩指療法：
療癒，就是量子的瞬間轉換！

Matrix Energetics: The Science and Art of Transformation
（原書名：手指療法的祕密）

作　　　者	理查·巴列特（Richard Bartlett）
譯　　　者	劉永毅
責 任 編 輯	田哲榮
封 面 設 計	黃聖文
內 頁 構 成	舞陽美術
校　　　對	蔡函廷

發 行 人	蘇拾平
總 編 輯	于芝峰
副 總 編 輯	田哲榮
業 務 發 行	王綬晨、邱紹溢
行 銷 企 劃	陳詩婷
出　　版	橡實文化 ACORN Publishing
	地址：10544臺北市松山區復興北路333號11樓之4
	電話：02-2718-2001 傳真：02-2719-1308
	網址：www.acornbooks.com.tw
	E-mail信箱：acorn@andbooks.com.tw
發　　行	大雁出版基地
	地址：10544臺北市松山區復興北路333號11樓之4
	電話：02-2718-2001 傳真：02-2718-1258
	讀者傳真服務：02-2718-1258
	讀者服務信箱：andbooks@andbooks.com.tw
	劃撥帳號：19983379 戶名：大雁文化事業股份有限公司
	讀者傳真服務(02)2375-5637

印　　刷	中原造像股份有限公司
二 版 一 刷	2018年6月
二 版 二 刷	2021年3月
定　　價	330元
I S B N	978-957-9001-59-5

Matrix Energetics © 2007 by Richard Bartlett.
Published by arrangement with Atria Books through
Bardon-Chinese Media Agency 博達著作權代理
有限公司Complex Chinese Translation © 2018 by
ACORN Publishing, a division of AND Publishing Ltd.
ALL RIGHTS RESERVED.